高等医药院校基础医学实验教学系列规划教材

供本、专科医学类相关专业学生使用

组织学与胚胎学学习与
实验指导

主　编　覃淑云　　陈金绪

副主编　冯照善

编　者　（按姓氏笔画排序）

冯照善（广西科技大学医学部）

陈金绪（广西科技大学医学部）

覃淑云（广西科技大学医学部）

电子工业出版社

Publishing House of Electronics Industry

北京·BEIJING

图书在版编目（CIP）数据

组织学与胚胎学学习与实验指导 / 覃淑云，陈金绪主编. —北京：电子工业出版社，2016.9

高等医药院校基础医学实验教学系列规划教材

ISBN 978-7-121-29294-1

Ⅰ.①组… Ⅱ.①覃…②陈… Ⅲ.①人体组织学 – 实验 – 医学院校 – 教材

②人体胚胎学 – 实验 – 医学院校 – 教材 Ⅳ.①R32-33

中国版本图书馆CIP数据核字(2016)第147611号

策划编辑：崔宝莹
责任编辑：樊岚岚
印　　刷：北京京师印务有限公司
装　　订：北京京师印务有限公司
出版发行：电子工业出版社
　　　　　北京市海淀区万寿路173信箱　　邮编：100036
开　　本：787×1092　　1/16　　　印张：10　　　字数：210千字
版　　次：2016年9月第1版
印　　次：2020年12月第9次印刷
定　　价：29.00元

凡所购买电子工业出版社图书有缺损问题，请向购买书店调换。若书店售缺，请与本社发行部联系，联系及邮购电话：（010）88254888，88258888。

质量投诉请发邮件至zlts@phei.com.cn，盗版侵权举报请发邮件到dbqq@phei.com.cn。

本书咨询联系方式：QQ 250115680。

高等医药院校基础医学实验教学系列规划教材

建设指导委员会

前言 PREFACE

  组织学与胚胎学是基础医学中的骨干学科之一，虽属形态学范畴，但内容比较抽象，理解和记忆都有一定的难度，加之市场上同类教科书和参考书的内容偏多，重点不突出，就更加大了学生学习的难度。为了帮助不同层次的学生学好这门课程，顺利应对相关考试，在电子工业出版社的积极组织下，我们参考各层次组织学与胚胎学教材，结合多年的教学经验，编写完成了这本《组织学与胚胎学学习与实验指导》。

  全书内容分为上下两篇。上篇为实验，主要包括绪论和细胞，基本组织，循环系统，免疫系统，皮肤，消化系统，呼吸系统，泌尿系统，内分泌系统，生殖系统，眼和耳，人体胚胎学总论，颜面、四肢的发生与消化、呼吸系统的发生，泌尿系统和生殖系统的发生，心血管系统的发生等内容。下篇为习题，主要整理了与教材配套的各章练习题供学生巩固所学知识。内容的广度和深度以本科教材为依据，注重实用原则，文字简明，概念准确，针对性强，有助于学生掌握本学科的基本知识、基本理论和基本技能，为后期其他基础课程和临床课程的学习，以及将来的临床工作奠定良好的基础。本书主要供临床医学、护理、助产和检验等专业本科学生使用，同时适用于高职高专医学类各相关专业学生。

  本书的编写得到了电子工业出版社和各参编院校领导的大力支持，在此表示诚挚的感谢。书中参考并引用了行业内知名专家和学者有关教材及专著的一些观点，在此，特向原作者致谢。

  由于我们的专业知识和教学经验有限，加之时间仓促，疏漏错误之处在所难免，敬请专家同行和使用本教材的广大师生批评指正。

覃淑云

2016 年 6 月

目录 CONTENTS

上篇 实验

下篇　习题

上篇

实 验

实验一　绪论和细胞

组织学是研究人体微细结构及其相关功能的科学；胚胎学是研究人体胚胎发生发育及其机制的科学，二者联系密切。而组织学与胚胎学实验课是教学过程中的重要环节。实验课观察的内容有组织切片、实物标本、模型、电镜照片、投影、挂图、幻灯片及录像等。目前大多数高校仍以传统的组织切片为主要观察内容。通过实验观察可加深对所学理论内容的理解和认识，培养学生实际操作、观察、分析和综合的能力，从而使理论密切联系实际。

细胞是生物体的基本结构和功能单位。光镜下细胞由细胞膜、细胞质和细胞核三部分组成。电镜下由膜相结构和非膜相结构组成。主要的细胞器有线粒体、内质网、高尔基复合体和溶酶体，属于膜相结构；非膜相结构有核糖体、中心体、细胞核等。细胞核由核膜、染色质、核仁和核基质组成。

实验目的

1. **掌握**　显微镜的使用，组织标本的观察方法。
2. **熟悉**　组织学实验课的实习方法。
3. **了解**　组织切片的制作方法，显微镜的构造。

实验材料

1. 显微镜。
2. 组织切片。
3. 电镜照片。

实验内容

（一）组织学与胚胎学实验学习方法

1. 实验课前先预习实验教材，对实验的内容和要求要有所了解，最好能整理出要观看的关键点。

2. 实验课的主要内容是观察切片。观察切片时应按照先肉眼、再低倍镜、后高倍镜的顺序进行，必要时才使用油镜。首先用肉眼观察标本的大致形状和染色情况，判断是实质性器官还是空腔性器官。再用低倍镜观察，目的是了解组织切片的全貌、层次和位置关系，若是实质性器官应由表及里依次先扫视全景，区分各个部位，再结合高倍镜观察局部放大的重点内容；若是空腔性器官，观察顺序为由内向外。观察时可参考教材、PPT 等有关模式图或光镜彩图，更易寻找到典型的结构。

（二）组织切片的制作方法

组织标本的制作方法很多，如切片、涂片、铺片、磨片等。医学院校用得最多的是石蜡切片、HE染色标本，下面重点介绍这种制作方法。

1. 取材　取材应是新鲜组织，操作要迅速、准确、轻柔，迅速将组织放入固定液中，取的材料结构要有代表性，组织块不宜太大，厚度应在0.5cm以下。

2. 固定　目的是防止组织块的组织结构的变性或破坏，尽量保持活体时的组织状态。同时也赋予组织块一定的硬度。常用的固定液有10%甲醛、Bouin氏液、Zenker氏液、Susa氏液等。固定时间因组织的不同、组织块的大小、选用固定液的不同而有较大差异，一般为3~24小时。

3. 脱水　目的是除去组织块中的水分。为防止组织块因脱水而过度收缩，脱水一般从低浓度的脱水剂开始。常用的脱水剂为乙醇，配成50%、70%、80%、90%、95%、100%的梯度浓度。脱水时间应视组织的种类及组织块的大小而定，各级梯度浓度乙醇作用时间为3~6小时，一般低浓度时间较长，高浓度不宜过长。

4. 透明　常用二甲苯作透明剂。将已脱水的组织块浸泡入二甲苯中，使组织透明。

5. 浸蜡　将已透明的组织块浸泡入恒温箱（58℃~60℃）内已熔化的石蜡中，放置2~3小时，使石蜡浸入组织块中，并替换出二甲苯。

6. 包埋　包埋器的内壁涂一层甘油，将熔好的石蜡倒入包埋器内，将组织块移入包埋器内摆正，冷却后凝结成包埋有组织块的小蜡块。

7. 切片和贴片　将包埋有组织块的小蜡块修正，固定到小木块上，安装在切片机上，切成5~10μm薄片，然后贴到载玻片上。贴片时应先在载玻片上涂上薄层蛋白甘油，以防组织切片脱落。贴片时要注意把切片展平摆正，然后置温箱内烘干。

8. 染色　最常用的是苏木精（Heatoxylin）– 伊红（Eosin）染色。简称HE染色。

（三）苏木精 – 伊红染色（HE染色）

1. 染液的配制

（1）Erlich氏苏木精染液

苏木精	2.0g
95%酒精	100.0ml
蒸馏水	100.0ml
钾矾	3.0g
冰醋酸	10.0ml
甘油	100.0ml

染液配制后需在空气中氧化 2 个月左右即可使用。

（2）1% 伊红水溶液

伊红	1.0g
蒸馏水	100.0ml

2. 染色的准备

（1）脱蜡　将贴好的干燥组织切片放入二甲苯内 2 次，每次放置 2 分钟，以便将石蜡脱净。

（2）入水　脱蜡后，组织切片依梯度酒精下行到水。组织切片放入无水酒精 2 次，每次 2 分钟，以去除二甲苯。然后依次经 95%、90%、80% 和 70% 的梯度酒精，每级 2 分钟，最后入蒸馏水浸洗。若组织是用含汞的固定液（如 Susa 液、Helly 液）固定，切片还须经含碘的 70% 酒精脱汞后再入 70% 酒精至蒸馏水。

3. 染色

（1）苏木精染色　将经蒸馏水浸洗后的组织切片放入苏木精染液中，浸染 5~10 分钟。

（2）蓝化和分色　组织切片由染液取出以后，用自来水冲洗，待组织切片变成蓝色后，再用含 0.5%~1% 盐酸的 70% 酒精溶液进行分色，脱去多余的染料（因为苏木精染色后，细胞核着色较深，细胞质及结缔组织纤维等亦稍着色，影响下步染色及观察）。然后再用自来水冲洗，使之蓝化，需 5~10 分钟。

（3）伊红染色　组织切片用蒸馏水浸洗后，放入 1% 伊红水溶液，浸染 5~10 分钟。

4. 脱水　用蒸馏水洗去附在载玻片上的染液后，将组织切片经 70%、80%、90% 的梯度酒精分色及脱水，再经 95% 酒精和 2 次无水酒精脱水，每级一般为 2 分钟。

5. 透明　将组织切片入二甲苯 2 次，每级 2 分钟。

6. 封固　从二甲苯中取出组织切片，在玻片的组织上滴加适量树胶，上面再加一盖玻片，使树胶填满盖玻片与载玻片之间的间隙，排除气泡，封固即告完成。将封固好的组织切片放入烤箱，待盖玻片黏着牢固后，即获得可供长期观察和保存的 HE 染色标本。

除 HE 染色法外，还有许多染色方法，分别用以显示不同的结构，如硝酸银处理组织可使神经组织、网状纤维、嗜银细胞等显示清晰，这种方法称镀银染色。

（四）显微镜的构造和使用

1. 显微镜的构造　显微镜由机械和光学两部分构成。

（1）机械部分　包括镜座、镜臂、载物台、镜筒、物镜转换器、粗调螺旋、细调螺旋等。

（2）光学部分　有反光镜、集光器、光圈、目镜和物镜。

附 **显微镜的分类**

按式样分，普通显微镜有直筒镜和斜街镜两类。

直筒镜：可通过镜臂与镜座间关节调节镜筒的倾斜度以便于观察。

斜街镜：镜筒角度固定，使用时可适当变换位置以便于观察。

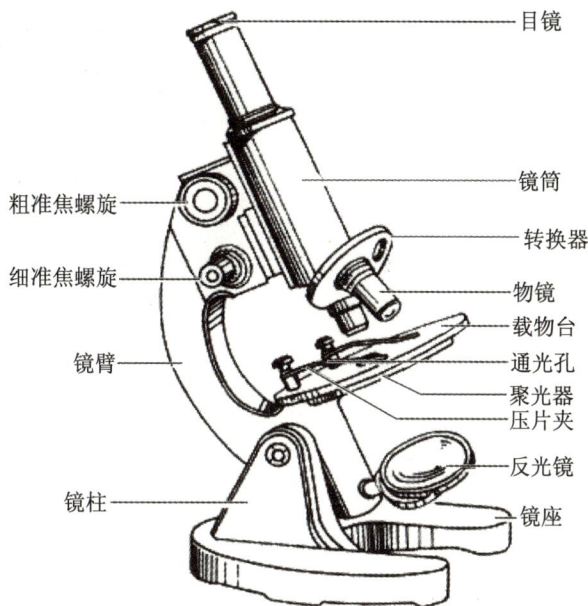

显微镜的构造

2. 显微镜的使用方法

（1）取显微镜　必须一手紧握镜臂，一手平托镜座，轻放，防止碰撞及零件脱落。

（2）显微镜的常规检查　使用前，应检查显微镜零件有无缺损，调节器是否灵敏，镜头有无污点等。如有问题应及时报告。

3. 显微镜的放置
一般放在左胸前的桌上，距桌沿不得少于一寸。可将镜臂倾斜到适合自己使用的程度，但注意不要过度倾斜，以免翻滚下地。使用水液盛装的标本则需平放，不宜倾斜。

注意：课间休息离开座位时，应将显微镜竖直，并推向桌内，以免碰落。

4. 观看显微镜的姿势
端坐位，两眼同时睁开，左眼观察，左手调节螺旋，右手可移动标本或执笔绘图等。

5. 采光
观察者要端坐位。用低倍镜采光，注意打开光圈、升高聚光器、将反光镜对向光源，一边用左眼经目镜观察，一边转动反光镜，至视野光亮、均匀。

电源显微镜的使用

①先接通电源，打开电源开关。

②转动可变光阑，可连续改变聚光镜之孔径角，使之与此同时物镜数直径对应。聚光镜可升降。

③使用双目镜的显微镜时，要调瞳距，移动瞳距调节滑板门，调节目镜筒的间隔可获得适合于观察者的瞳距，瞳距可以从瞳距调节滑板间的标尺上读出；转动目镜筒上的目镜调节圈。

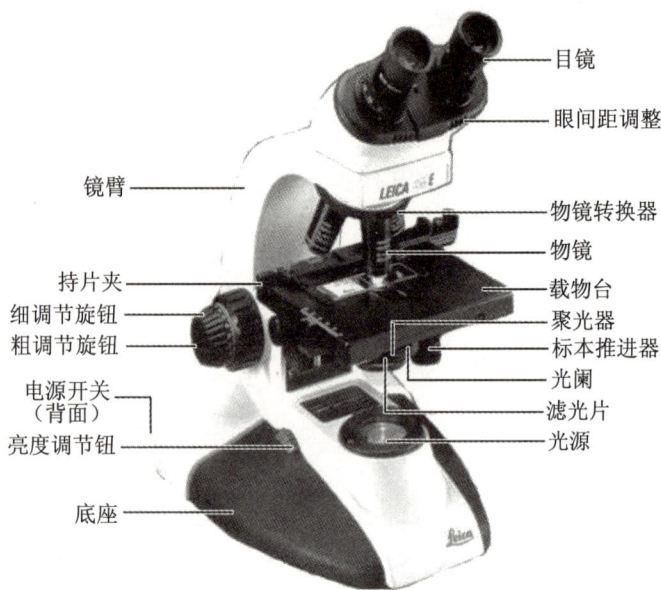

电源显微镜的构造

6. 观察组织切片的方法 无论观察什么组织切片，都必须按肉眼观察—低倍镜观察—高倍镜观察的顺序进行。

（1）肉眼观察 拿起标本对光或以白纸为背景观察：观察组织切片的大小、染色及大致的分布情况，以免在显微镜下找不到目标。

（2）低倍镜观察 将组织切片放置到载物台时，应注意使盖玻片向上。转动粗调节螺旋，使物镜接近组织切片（约0.5cm），然后用左眼对着目镜观察，转动粗调节螺旋，使低倍镜慢慢离开组织切片，直到出现图像至图像清晰。此时，应移动标本，观察组织切片全貌。然后，再重点观察需看的结构。当细微的结构在低倍镜下不能完全分辨时，则换用高倍镜观察。但是，放大的倍数越大，所观察到的面积就越小，而且不如低倍镜下观察那么清晰。故不能过度依赖高倍镜，应视实际需要使用高倍镜。

（3）高倍镜观察 高倍镜观察时，需先在低倍镜下，选择好需要放大的结构，并将它移至视野的中央，然后转高倍镜。

一般显微镜，从低倍镜转至高倍镜时，只需稍稍调节细调节螺旋即可使图像清晰。

如果低倍镜时图像清晰，换高倍镜后重复几次调不出图像，则应检查组织切片是否放置反了。

（4）注意分辨组织切片中的正常结构和假像结构 好的教学组织切片在这方面存在的问题较少，质量差的组织切片中常有组织重叠（这时镜下会出现一深染的线条）、污染（污物呈现为不规则深色点或块状）、破碎脱落（结构不完整）等，此时应注意辨别。

特别需要指出的是，应重视低倍镜下的观察，以便了解组织切片的全貌、层次、部位关系。而高倍镜下观察的只是局部的放大。切勿放置标本后立即用高倍镜观察，那样会限制视野，混淆层次，以致观察结果不全面、不准确，甚至错误。

7. 使用显微镜的注意事项

（1）显微镜使用完毕后，首先应取下组织切片，然后把倾斜的显微镜竖直，将倍数最低的物镜对准正中孔，一手紧握镜臂，一手平托镜座，将显微镜放回原处。放显微镜时应小心平稳。

（2）要爱护显微镜　显微镜属精密仪器，为提高其使用寿命，应倍加爱惜，轻拿轻放，避免碰撞，防止零件脱落。严禁擅自拆卸显微镜零件。

（3）光学部分污染后的处理　光学部分污染后，应用擦镜纸仔细擦净。严禁用口吹，严禁用手、手帕或其他干纸擦拭。

观察组织切片是实验课主要内容，要顺利完成观察任务，每位同学均应按上述要求正确使用显微镜。

（五）实验报告

每次实验后，都应按老师的布置认真完成实验报告。为此，实验课时必须带齐红蓝铅笔、实验报告册、实习指导、直尺、小刀、橡皮等必备的文具和用品。在观察理解的基础上，将老师要求的内容描绘下来。绘图时应注意画面的大小、各结构间的比例，按镜下所见如实描绘。

图绘好后，在图的下面注明图的名称、染色方法、放大倍数。图内结构名称用水平直线引向图的两侧进行标注。不准用斜线、交叉线。注字应清晰、准确、正规。

（六）电子显微镜

1. 透射电子显微镜（简称透射电镜）
用于观察组织细胞的内部结构，如细胞器、染色体等亚细胞结构，需制备超薄切片（50~80nm）并经电子染色，根据电子束在不同结构上被散射程度的差异表现为电子密度高（黑或深灰色）和电子密度低（浅灰色）。

2. 扫描电子显微镜（简称扫描电镜）
用于观察组织细胞表面结构，扫描电镜所获得的图像具有真实的立体感。

（陈金绪）

实验二　基本组织

第一节　上皮组织

上皮组织主要由大量排列紧密的细胞组成，细胞间质少。上皮细胞具有明显的极性，上皮组织无血管，神经末梢多。根据结构和功能不同，上皮组织可分三类，即被覆上皮、腺上皮和感觉上皮。上皮组织具有保护、吸收、分泌和排泄等功能。

被覆上皮呈膜状，覆盖于体表、体腔和有腔器官的内表面。根据上皮的细胞层数，分为单层上皮和复层上皮。在单层上皮中，又可根据细胞的形态分为单层扁平上皮、单层立方上皮、单层柱状上皮和假复层纤毛柱状上皮四种；在复层上皮中，又可根据其表层细胞的形态分为复层扁平上皮、复层柱状上皮和变移上皮三种。

在上皮细胞的游离面、侧面和基底面上有若干具有重要生理功能的特殊结构，如游离面上有纤毛、微绒毛和细胞衣；侧面上有紧密连接、中间连接、桥粒和缝隙连接；基底面上有基膜、质膜内褶和半桥粒等。

腺上皮是以分泌功能为主的上皮。腺上皮构成腺。根据有无导管将分泌物排放到腺体外，可将腺体分为外分泌腺和内分泌腺。

一、单层柱状上皮

实验目的

掌握　单层柱状上皮的形态结构。

实验材料

兔小肠，Susa 液固定，石蜡包埋，纵切面，HE 染色。

实验内容

（一）肉眼观察

组织切片为长条形，标本一侧或腔内面起伏不平，仔细观察，可见一侧表面起伏不平、染成紫蓝色，是显微镜下重点观察的部分。

（二）低倍镜观察

在小肠腔面找到小肠绒毛，它们呈纵、横、斜切面，绒毛的表面即是单层柱状上皮，上皮细胞的基底部可见染成蓝色的细胞核，上皮间夹有空泡状的杯状细胞。

（三）高倍镜观察

可见单层柱状上皮由柱状细胞和杯状细胞组成。

1. 柱状细胞　垂直切面呈高柱状，紧密排列成整齐的一层，细胞分界不清；细胞核呈长椭圆形，位于细胞基底部，染色较浅，其长轴与细胞长轴一致；细胞质被染成粉红色；于细胞游离面可见厚度均一、薄层红色的结构，即纹状缘；上皮与深面组织交界处为基膜位置，不易分辨。

2. 杯状细胞　位于柱状细胞之间，形似高脚酒杯状，其顶部圆形较大，充满黏原颗粒，染为空泡状或蓝色。底部较细，可见细胞核，核呈三角形或扁球形。

二、复层扁平（鳞状）上皮

✛ 实验目的

掌握　复层扁平（鳞状）上皮的形态结构。

✛ 实验材料

人的食管，Helly 液固定，石蜡包埋，横切面，HE 染色。

✛ 实验内容

（一）肉眼观察

食管腔面不规则，有数条纵行皱襞，沿腔面被染成紫蓝色的部分为复层扁平上皮，是显微镜下重点观察的部分。

（二）低倍镜观察

食管的上皮为未角化复层扁平上皮，上皮由多层细胞构成，细胞形态各异，排列紧密。上皮与结缔组织连接处凹凸不平。与下面结缔组织交界处即是基膜，可见有许多结缔组织乳头状突起伸入上皮。

（三）高倍镜观察

自基膜开始，由基底面向游离面观察各层上皮细胞形态。

1. 基底层　是一层低柱状细胞，较小，为立方或矮柱状，排列紧密，细胞界限不清，细胞核呈圆形；细胞质嗜碱性染色强于其他各层细胞。

2. 中间层　在基底层上方，为多层多边形细胞，细胞较大，分界清楚；核呈圆形或椭圆形，位于细胞中央。多边形细胞向腔面逐渐移行为梭形的细胞，细胞核变成扁椭圆，染色变深。

3. 表层　位于上皮的最表面，为数层扁平细胞，分界不清楚；细胞核呈扁平或梭形，染色很深。

三、假复层纤毛柱状上皮

实验目的

掌握 假复层纤毛柱状上皮的形态结构。

实验材料

猫的气管，Susa 液固定，石蜡包埋，横切面，HE 染色。

实验内容

（一）肉眼观察

气管呈圆环形，近腔面薄层蓝紫色部分是显微镜下重点观察的部位。

（二）低倍镜观察

假复层纤毛柱状上皮的表面和基底面都较为平整，细胞核高低不一。

（三）高倍镜观察

主要分辨假复层纤毛柱状上皮的各种细胞。

1. *柱状细胞* 为高柱状细胞，细胞体可达到腔面；细胞核呈椭圆形，较大，位置较高，染色较浅；细胞的表面可见一排清晰而整齐的纤毛。

2. *杯状细胞* 位于其他上皮细胞之间，形态类似于在单层柱状上皮中所见，其顶端达到上皮表面。

3. *锥形细胞* 位于上皮基部，细胞界限不明显，顶端不达腔面。细胞核较小，位置较低，呈椭圆形，染色较深。

4. *梭形细胞* 是两端尖而中间较粗的细胞，顶端也不达腔面。细胞质着色较深，细胞核呈椭圆形，较小，位于中央。

四、变移上皮

实验目的

掌握 变移上皮细胞的形态特征。

实验材料

兔的膀胱壁，Helly 液固定，石蜡包埋，横切面，HE 染色。

实验内容

（一）肉眼观察

标本中的两块组织，薄的为膀胱壁扩张状态，厚的为膀胱壁收缩状态。较整齐的边缘即是用显微镜重点观察的部分。

（二）低倍镜观察

收缩状态的膀胱上皮不平整，层数较多。扩张状态的膀胱上皮较平整，层数较少；但不论是收缩状态还是扩张状态，其共同点是上皮的表面均与基底面平行。在收缩状态，上皮表面较为弯曲，其基底面也随着上皮表面作平行的弯曲。

（三）高倍镜观察

从基底面到游离面观察变移上皮各层细胞的形态。

1. 基底层　位于基膜上一层呈立方形或矮柱状的细胞，胞体较小，胞核较小，圆形，位于中央。

2. 中间层　细胞在基底层上面有一层或数层不规则形的多边形细胞。细胞较大，细胞核呈圆形，位于中央。

3. 表层细胞　是位于上皮最表面的一层细胞，又称盖细胞。细胞呈长方形或立方形，较大，细胞质嗜酸性，有时会看到一个细胞内有两个细胞核。

五、单层立方上皮

■ 实验目的

了解　单层立方上皮的形态结构。

■ 实验材料

狗的甲状腺，Helly 液固定，石蜡包埋，切片，HE 染色。

■ 实验内容

（一）肉眼观察

标本中粉红色的大片组织就是甲状腺。

（二）低倍镜观察

可见有许多大小不一、呈圆形或多边形的甲状腺滤泡断面。滤泡壁由一层上皮细胞组成，细胞核明显，滤泡中央含有着粉红色的胶样物。

（三）高倍镜观察

选择一个相对较好的滤泡进行观察。滤泡上皮细胞为立方形或矮柱状，细胞核呈圆形，位于中央，着色较深，可见核仁。

六、示教

间皮和内皮。

✛ 实验目的

了解　单层扁平上皮细胞的形态结构。

✛ 实验材料

剪开青蛙胸腔，从心室或大动脉注入蒸馏水，冲洗心血管中血液，再注入10%硝酸银溶液，充满全部血管为止，将全部肠系膜连同肠的一段剪下，浸入盛有1%硝酸银溶液的平皿内，3分钟后，再将肠系膜及肠用细针固定在软木片上，放置在阳光下照射至肠系膜变成深棕色，再将其剪成小块制成铺片。

✛ 实验内容

高倍镜观察

1. 小血管内皮细胞　外形呈梭状，长轴与血管长轴一致。内皮细胞的胞体比间皮细胞小，其细胞界限呈明显的锯齿状黑线。

2. 肠系膜间皮细胞　外形呈不规则的多边形，细胞界限呈波浪状的黑色条纹，因为肠系膜的两面都被覆有间皮，故调节显微镜细调螺旋，在不同的平面上可见到与上面叙述完全相同的另一层间皮细胞。

第二节　结缔组织

结缔组织由少量细胞和大量细胞间质构成，细胞无极性，不与外界接触；包括固有结缔组织、软骨、骨和血液。结缔组织形式多样，分布广泛；具有连接、支持、营养和保护等功能。

固有结缔组织可分为疏松结缔组织、致密结缔组织、脂肪组织和网状组织。疏松结缔组织包括细胞、纤维和基质。细胞又包括成纤维细胞、巨噬细胞、浆细胞、肥大细胞、脂肪细胞、未分化的间充质细胞和白细胞。纤维成分包括胶原纤维、弹性纤维和网状纤维。基质主要由水和大分子糖蛋白及蛋白多糖构成。致密结缔组织是以纤维为主的固有结缔组织，纤维粗大，排列紧密。网状组织是淋巴器官和造血的基本成分，由网状细胞、网状纤维和基质构成。脂肪组织主要由大量群集的脂肪细胞构成。

软骨组织由软骨基质、纤维和软骨细胞构成。根据软骨组织中所含纤维的不同，可将软骨分为透明软骨、纤维软骨和弹性软骨三种。

骨组织由基质、纤维和细胞构成。钙化的细胞间质称骨质。未钙化的细胞间质称类骨质。细胞包括骨原细胞、成骨细胞、骨细胞和破骨细胞四种。

骨来自胚胎时期的间充质，出生后仍继续生长发育，直到成年才停止生长。但骨内部的改建持续终生。骨发生有两种方式，即膜内成骨和软骨内成骨。

血液由血细胞和血浆组成。采集的血液加入抗凝剂经沉淀后，可分三层：上层淡黄色的液体为血浆，中层灰白色的是白细胞与血小板，下层猩红色的是红细胞。如不加抗凝剂，血液中的纤维蛋白原转变为纤维蛋白，血液凝固成血块，并析出淡黄色透明液体，即血清。

血象是周围血液涂片中的血细胞形态、数量、比例及血红蛋白数量的总称。血象的变化是多种疾病诊断、预后及治疗效果的重要指标。

血细胞发生过程中的阶段性和形态演变：可分为三个阶段，即原始阶段、幼稚阶段和成熟阶段。

一、固有结缔组织

疏松结缔组织铺片

◆ 实验目的

掌握　疏松结缔组织中胶原纤维和弹性纤维的形态，巨噬细胞和肥大细胞的形态特点。

◆ 实验材料

向活体大白鼠的腹腔注射台盼蓝染料，次日杀死取其肠系膜，固定后再用偶氮焰红和醛品红染色。

◆ 实验内容

（一）低倍镜观察

选择肠系膜较薄的地方，可见到很多较细的纤维和深染的细胞。

（二）高倍镜观察

主要分辨两种纤维和两种细胞。

1. 胶原纤维　染成粉红色，较粗，有分支，但难分辨。

2. 弹性纤维　染成紫色，较细，也有分支。

3. 肥大细胞　圆形或卵圆形，胞质中充满紫色颗粒，颗粒大小相等，分布均匀。

4. 巨噬细胞　形状不规则，少数呈圆形或卵圆形。胞质内含有自身吞噬的大小不等、分布不匀的蓝色台盼蓝颗粒。

疏松结缔组织切片

实验目的

掌握 切片中疏松结缔组织的形态。

实验材料

人胃底部，Helly 液固定，石蜡切片，HE 染色。

实验内容

（一）肉眼观察

黏膜下层位于蓝紫色的黏膜与红色的肌层之间，呈浅粉红色，是观察的部分。

（二）低倍镜观察

在红色的肌层与黏膜肌层之间找到较疏松的粉红色区域，此层即为疏松结缔组织。

（三）高倍镜观察

胶原纤维呈粉红色条块，排列松散，方向不一，可见有横、斜、纵不同的断面。在胶原纤维之间夹杂着弹性纤维，二者不易区分。

成纤维细胞呈星形，多突；胞质较丰富，呈弱嗜碱性，染成粉红色；核较大，卵圆形，核仁明显。常可见分散分布的梭形纤维细胞，细胞较小，核大，染色深。

脂肪组织

实验目的

了解 脂肪组织的构造。

实验材料

人的指皮，Susa 液固定，石蜡切片，HE 染色。

实验内容

（一）肉眼观察

染为红色和紫蓝色的表皮下方色浅部分为皮下组织内的脂肪组织，为所要观察的地方。

（二）低倍镜观察

脂肪组织被疏松结缔组织分隔成许多小叶，小叶内有许多脂肪细胞，细胞呈空泡状。在小叶周围的疏松结缔组织中，有血管、神经的断面。

（三）高倍镜观察

脂肪细胞呈椭圆形或多边形。胞质内的脂滴在制作标本时被溶解，故呈空泡状。

胞核呈椭圆形，着色较浅，被脂滴挤到细胞的一边。胞质少，嗜酸性，亦被挤在细胞核周围呈新月形。

致密结缔组织

▪ 实验目的

了解　致密结缔组织的构造。

▪ 实验材料

人腹皮，Zenker 液固定，火棉胶切片，HE 染色。

▪ 实验内容

（一）肉眼观察

与紫蓝色的表皮相邻的较厚粉红色区域为真皮，是所要观察的部位。

（二）低倍镜观察

致密结缔组织中含大量染成粉红色的胶原纤维。胶原纤维粗大并且排列紧密，细胞成分较少，散在分布。

（三）高倍镜观察

可见到致密结缔组织中胶原纤维的横、纵、斜各个方向的断面。胶原纤维间也夹杂有弹性纤维，但不易分辨。

二、软骨

▪ 实验目的

掌握　透明软骨的构造。

▪ 实验材料

人或猫的气管，Helly 液固定，横断石蜡切片，HE 染色。

（一）肉眼观察

气管的横切面为圆环状或片状，其中淡蓝灰色的半环就是透明软骨。

（二）低倍镜观察

1. 软骨膜　为包在软骨周围的致密结缔组织。软骨膜分内、外两层，内层纤维少、细胞多，外层则相反。

2. 透明软骨

（1）基质　着色蓝红不一。与该处硫酸软骨素的含量有关，硫酸软骨素嗜碱性，含量越多，染蓝色越深，含量越少，染色越浅。含胶原纤维较多处为嗜酸性，呈粉红色。

（2）软骨细胞　位于软骨陷窝内。靠近软骨膜的细胞较小，为新分化成软骨细胞，扁椭圆形，单独存在，长轴多平行于软骨表面。在软骨深部，可见细胞呈圆形或椭圆形，体积增大，成组排列，每组有数个细胞，称同源细胞群，这是软骨细胞分裂的结果。

（3）软骨囊　为包绕软骨细胞周围新生成的软骨基质，含有较多硫酸软骨素，故染成深蓝色，切片中所见多呈环形。

（三）高倍镜观察

软骨周围的软骨细胞呈扁椭圆形，深部的软骨细胞一般呈圆形或椭圆形。细胞中央有深染的细胞核，细胞质微嗜碱性。

三、骨

实验目的

了解　骨组织和骨密质的结构。

实验材料

长骨骨干横磨片，硝酸银染色。

实验内容

（一）肉眼观察

标本凸的一面为外面，相对应的凹面为骨髓腔面，染成棕褐色。

（二）低倍镜观察

在较暗的光线下从外向内观察，最外层为数层平行排列的外环骨板；骨髓腔表面的骨板为内环骨板，层数较少，不平整。介于内、外环骨板之间呈同心圆排列的结构为骨单位，由位于中轴的中央管（哈弗管）和周围呈同心圆排列的骨板组成。骨单位之间的不规则骨板为间骨板。此外，有时可见在内、外环骨板间或将两中央管相连的管道，称之为穿通管。

（三）高倍镜观察

骨板内或骨板间可见许多骨陷窝，由骨陷窝向各个方向伸出骨小管。

四、血液和血细胞发生

实验目的

掌握　末梢血液有形成分的形态与功能，并能辨认各种成熟的血细胞。

实验材料

血液涂片，Wright 氏染色。

实验内容

（一）肉眼观察

血液涂片呈红色均匀的薄膜状。有血膜面反光较差，为观察面。

（二）低倍镜观察

大量无细胞核的红色小球为红细胞，其间的少数有蓝色细胞核的细胞为白细胞。

（三）高倍镜观察

红细胞呈红色，无细胞核。白细胞有细胞核。凡细胞核呈圆形、卵圆形或马蹄形，而细胞质中无特殊颗粒者，为无粒白细胞；凡细胞核分叶或呈腊肠状，而细胞质中有特殊颗粒者，为有粒白细胞。

（四）高倍镜及油镜观察

1. 红细胞　较小，呈双凹圆盘形，无细胞核，细胞边缘染色较深，中央染色较浅。

2. 中性粒细胞　呈球形；核为紫蓝色，多为 2~5 叶或弯曲杆状，称为分叶核或杆状核；细胞质内有大量细小、分布均匀、浅紫红色的中性颗粒。

3. 嗜酸性粒细胞　呈球形；核为紫蓝色，多分为两叶；胞质内充满粗大、分布均匀、橘红色的嗜酸性颗粒。

4. 嗜碱性粒细胞　呈球形，数量极少；核常呈"S"形或不规则形，染色浅；细胞质中含有大小不等、分布不均的紫蓝色的嗜碱性颗粒，颗粒常掩盖细胞核。

5. 淋巴细胞　呈球形或卵圆形；小淋巴细胞数量多，体积较小，与红细胞相近；核呈球形，较大，一侧常有凹痕，染色质呈致密块状并深染；胞质少，呈天蓝色窄带环绕细胞核，胞质内可见少量细小的紫色嗜天青颗粒。

6. 单核细胞　胞体最大，呈圆形或卵圆形；核呈卵圆形、肾形、马蹄形或不规则形，染色质呈丝网状，着色浅；细胞质丰富，染成灰蓝色，内含少数细小的紫色嗜天青颗粒。

7. 血小板　常成群分布，单个呈星形或多角形，浅蓝色或粉红色的细胞质中有少量细小的紫色血小板颗粒。

五、示教

淋巴结的网状纤维

实验目的

了解　网状纤维的形态及分布。

实验材料

动物的淋巴结，Foot 氏镀银法染色。

实验内容

高倍镜观察

细胞质未着色，细胞核呈灰黑色。网状纤维较细，呈黑色，有分支，并交织成网，构成淋巴器官的微细支架。

肉芽组织内的成纤维细胞

实验目的

了解　肉芽组织内的成纤维细胞的形态。

实验材料

兔皮肤，造成创伤后，在伤口愈合过程中取材，Susa 液固定，HE 染色。

实验内容

高倍镜观察

可见新生的结缔组织（肉芽组织）内成纤维细胞数量很多，呈梭形或多突形，胞核椭圆形，大而染色较浅，核仁明显。胞质嗜碱性较强，染成蓝紫色。

肉芽组织中有许多新生的毛细血管。细胞与血管周围为新形成的胶原纤维，染成粉红色。

弹性软骨

实验目的

了解　弹性软骨的构造。

实验材料

人外耳壳，Helly 液固定，纵断石蜡切片，地衣红染色。

实验内容

（一）低倍镜观察

外耳壳表面被覆皮肤，皮肤深部有切成长条状的弹性软骨，换高倍镜观察弹性软骨。

（二）高倍镜观察

弹性纤维着深棕色，分布在软骨囊及基质中。

网织红细胞

实验目的

了解　正常血液中的网织红细胞。

实验材料

取小鼠鲜血一滴，滴在预先做好的煌焦油蓝染液膜（干净载片上滴上煌焦油蓝，待染料干后即可用）上，与染料混合后推成血膜。

实验内容

高倍镜观察

红细胞呈淡绿色，网织红细胞内有深蓝色的细网或颗粒。

第三节　肌组织

肌组织主要由肌细胞组成，肌细胞呈细长纤维状，又称肌纤维。通常肌细胞膜称肌膜；肌细胞质称肌质，又称肌浆，内有与肌纤维长轴平行排列的肌丝，是肌纤维收缩和舒张的物质基础；滑面内质网称肌浆网。肌组织根据结构和功能特点分为骨骼肌、心肌、平滑肌三种。骨骼肌、心肌属横纹肌；骨骼肌受躯体神经支配，属随意肌；心肌和平滑肌受自主神经支配，为不随意肌。骨骼肌为细长圆柱形的细胞，内含大量的肌原纤维，肌节是肌原纤维结构和功能的基本单位；心肌纤维为短圆柱状，有分支，肌纤维间有闰盘连接；平滑肌纤维呈梭形。

横小管是肌膜向肌质内凹陷形成的小管，又称T小管，其走向与肌纤维长轴垂直。横小管可以将肌膜的兴奋迅速传至每个肌节。纵小管（L小管）为肌纤维内位于横小管之间特化的滑面内质网。

骨骼肌纤维的收缩机制是肌丝滑动原理。收缩时，细肌丝沿粗肌丝向 A 带内滑入，H 带缩窄或消失，I 带变窄，A 带长度不变，肌节缩短。

一、骨骼肌

实验目的

掌握　骨骼肌纤维的结构特点。

实验材料

兔的骨骼肌，Susa 液固定，石蜡切片，HE 染色。

实验内容

（一）肉眼观察

标本中红色条状物为骨骼肌纵切，呈团块者为横切。

（二）低倍镜观察

一根纵切的骨骼肌纤维有多个靠近肌膜的卵圆形的胞核，染成紫蓝色，其长轴与肌纤维平行。肌纤维上有明、暗相间的横纹。骨骼肌纤维的横切面大小不一，呈圆形或椭圆形的红色小块。

（三）高倍镜观察

仔细观察纵切的肌纤维，在明带中间可见一细的暗线，叫 Z 线。两相邻 Z 线之间的肌原纤维为一个肌节。在一段暗带中尚可见一色浅区，叫 H 带。横切的肌纤维常可见多个呈扁圆形细胞核，染成紫蓝色，位于细胞周边，肌浆内充满红色颗粒。

二、心肌

┼ 实验目的

掌握　心肌纤维的结构特点。

┼ 实验材料

人的心脏，Helly 液固定，石蜡切片，HE 染色。

┼ 实验内容

（一）肉眼观察

标本绝大部分被染成红色，即为要观察的心肌层。

（二）低倍镜观察

红色短圆柱状结构，即纵切的心肌纤维，有分支彼此相连；核呈卵圆形，1~2 个，染色较浅，位于肌纤维的中央。心肌纤维横切呈现为红色圆形或不规则形的块状结构，大小不等。

（三）高倍镜观察

将视野变暗，可见纵切的肌纤维有明、暗相间的横纹，但远不及骨骼肌明显。在肌纤维及其分支处，还可观察到与心肌细胞长轴相垂直的紫红色线状或阶梯状心肌闰盘。横切的肌纤维有的可见圆形的核居中，核周围的肌浆丰富，着浅红色；肌原纤维为不明显的红色小颗粒。

三、平滑肌

┼ 实验目的

掌握　平滑肌纤维的结构特点及与骨骼肌、心肌纤维的区别。

实验材料

兔的膀胱，Helly 液固定，石蜡切片，HE 染色。

实验内容

（一）肉眼观察

壁厚的是收缩状态的膀胱，壁薄的是扩张状态的膀胱，染成红色处就是膀胱内的平滑肌。

（二）低倍镜观察

在变移上皮下面找到平滑肌，可见到肌纤维的纵、横及斜断面。纵切平滑肌纤维呈长梭形，细胞核呈椭圆形或杆状；横断平滑肌纤维呈大小不等的圆形或多边形，细胞核呈圆形。

（三）高倍镜观察

1. 纵断面的平滑肌纤维呈长梭形，肌膜薄，难看清，细胞质染成红色，细胞核呈长杆状，位于肌纤维中央，染色较浅，可见 1~2 个明显的核仁。

2. 横断面的平滑肌纤维呈圆形或因密集相依呈多边形。如切到细胞核，则在肌纤维内可见胞核的横断面，为圆形。

第四节　神经组织

神经组织主要由神经元（神经细胞）和神经胶质细胞组成。神经元是神经系统的结构和功能单位，有胞体、树突和轴突结构，具有感受内、外刺激，传导冲动和整合信息的能力；神经胶质细胞无传导冲动的功能，对神经元起支持、保护、分隔和营养的作用。突触是神经元之间或神经元与非神经细胞之间传递信息的结构，分为化学突触和电突触。

1. 神经纤维　由神经元的长轴突外包胶质细胞组成。包裹中枢神经纤维轴突的胶质细胞是少突胶质细胞，包裹周围神经纤维轴突的胶质细胞的施万细胞。根据包裹轴突的胶质细胞是否形成髓鞘，神经纤维可分为有髓神经纤维和无髓神经纤维。

2. 神经　神经是由一束神经纤维外包一层致密结缔组织即神经外膜构成的。

3. 神经末梢　分布于各组织器官，形成感受器和效应。按功能可分为感觉神经末梢和运动神经末梢。感觉神经末梢按其结构可分为游离神经末梢和有被囊神经末梢。有被囊神经末梢有触觉小体、环层小体和肌梭。运动神经末梢又分为躯体运动神经末梢和内脏运动神经末梢。

一、脊髓

实验目的

掌握 多极神经元的形态、结构特点。

实验材料

狗的脊髓横断，Susa 液固定，石蜡切片，HE 染色。

实验内容

（一）肉眼观察

脊髓横断面呈扁圆形，分为灰质和白质两部分。灰质居中，着色较红，形如蝴蝶状有四个突出的部分，较粗钝的突起为两个前角，伸向腹侧；较细的突起为两个后角，伸向背侧。白质着色浅红，围绕在灰质的周围。

（二）低倍镜观察

先在镜下分辨出白质和灰质及灰质中的前角和后角。

1. 白质为神经纤维集中所在处，即传导束，其中多为有髓神经纤维的横断面。

2. 灰质内含有神经元的胞体、树突、大量神经胶质细胞和无髓神经纤维。灰质前角中有体积很大的神经元胞体，数量多，成群分布，这就是前角运动细胞。后角中的神经细胞较小，数量较少，分散排列。脊髓中央的空隙为脊髓中央管。

（三）高倍镜观察

主要观察前角运动神经元的形态、构造。前角运动神经元属于多极神经元，有的细胞可见有数个突起，有的则只见到 1~2 个突起。

1. 细胞体 较大，呈多角形，细胞质呈浅红色，内见许多大小不等、分布均匀、深紫蓝色的斑块或颗粒状结构，称之为尼氏体。细胞核很大，圆形，位于细胞中央，核仁一个，圆形，大而明显，着红色。

2. 突起 可切到 1~2 个或数个树突，近胞体伸出处较粗，逐渐变细，内含尼氏体；因轴突只有一条，一般不易切到，偶尔看到，较细长，粗细均匀，呈粉红色，不含尼氏体。轴突自胞体伸出处呈圆锥形区即是轴丘，其胞质不含尼氏体。

二、大脑（HE 染色）

实验目的

1. 了解 HE 染色所见的大脑构造。
2. 观察 HE 染色大脑锥体细胞的形态特点。

❖ 实验材料

猫的大脑，10%福尔马林固定，制成与脑表面垂直的火棉胶切片，HE 染色。

❖ 实验内容

（一）肉眼观察

切片周缘凹凸不平并且着色较浅的是大脑皮质部分，髓质部分着色略深。

（二）低倍镜观察

1. 软脑膜　被覆在大脑皮质表面，由薄层结缔组织组成，内含小血管。

2. 皮质　大脑表面的部分即是灰质，又称皮质，由神经元、神经胶质和无髓神经纤维组成。皮质内有许多着色深的神经元和神经胶质细胞。皮质内的神经元分层排列，但在 HE 染色标本中不易分清各层界限。在皮质较深的部分可见到许多锥体细胞，其尖端伸向皮质表面。细胞间染成红色部分是无髓神经纤维所在处。

3. 髓质　又称白质，位于皮质的深层，由许多着色深的神经胶质和着色粉红的有髓神经纤维组成。此外，在皮、髓质内均可见到小血管断面。

（三）高倍镜观察

锥体细胞的胞体呈锥形，胞质内含嗜碱性的尼氏体，细胞核较大、呈圆形，位于细胞体中部，细胞体顶端可见一条伸向皮质表面的主树突。

三、大脑（高氏染色）

❖ 实验目的

了解　观察大脑神经胶质细胞的形态特点。

❖ 实验材料

猫的大脑，棉胶切片，高氏染色。

❖ 实验内容

（一）肉眼观察

切片背底为淡黄色，细胞多染成深褐色。标本表面着色深，为皮质；皮质深面染色浅，为髓质，此处有神经胶质细胞。

（二）低倍镜观察

1. 原浆性星形胶质细胞　大多位于皮质内，突起粗短、数量较多，分支多，细胞外形似绒球。

2. 纤维性星形胶质细胞 大多分布在髓质内血管周围，突起细长刚直、数目较少，分支少，表面光滑，有的突起末端附着在血管壁上，末端膨大，即为脚板。

3. 少突胶质细胞 皮质、髓质内均可找到，数量较少；细胞体较小，一般为圆形；从细胞体发出为数不多的胞突，且胞突常呈串珠状。

四、坐骨神经

实验目的

1. 掌握　周围有髓神经纤维的构造。
2. 了解　神经的组成。

实验材料

猫的坐骨神经，Helly 液固定，石蜡切片，HE 染色。

实验内容

（一）肉眼观察

长条状者为坐骨神经纵切面，圆形者为横切面。

（二）低倍镜观察

纵切的坐骨神经纤维呈条索状，数量多，平行排列。横切的神经外面包有神经外膜；在神经内包括有多个圆形的神经束，分别包有致密结缔组织构成的神经束膜；每一个神经束又由大量的神经纤维组成，在神经纤维之间有少量的疏松结缔组织构成神经内膜。

（三）高倍镜观察

1. 坐骨神经的纵切面

（1）轴突位于有髓神经纤维的中轴，细长，染成蓝色。

（2）髓鞘位于轴索的周围，呈节段性粉红色网状结构；两段髓鞘之间的缩窄处为郎飞结；相邻两郎飞结之间的一段神经纤维被称为结间体。

（3）神经膜包在髓鞘的外周，由施万细胞的细胞膜和基膜构成，呈粉红色线状。神经膜内侧的施万细胞的细胞核呈椭圆形，染成紫蓝色。

2. 坐骨神经的横切面 呈圆形，粗细不等，中央的浅蓝色或紫蓝色小点为轴突，围绕轴索呈放射状的细网状结构为髓鞘，最外面为神经膜。在一些切面上，可见弯月形的施万细胞的细胞核位于髓鞘和神经膜之间。

五、神经节

🔹 实验目的

1. 熟悉　脊神经节细胞和脊髓前角运动细胞的形态。
2. 了解　脊神经节的构造。

🔹 实验材料

人的脊神经节，10%福尔马林固定，石蜡切片，HE染色。

🔹 实验内容

（一）肉眼观察

脊神经节是脊髓后根的膨大部分，为椭圆形器官，所以在纵切面上也呈长椭圆形。

（二）低倍镜观察

脊神经节的外面包裹着一层染色浅的致密（纤维性）结缔组织组成的被膜。被膜的结缔组织伸入节内，构成支架。同时被膜向后根延续成为后根的外膜。神经节的结缔组织支架内有许多大小不等、圆形的脊神经节细胞聚集。节细胞为假单极神经元，依神经节的长轴成行排列，行间有红染的神经纤维，是由这些节细胞的突起所组成。

（三）高倍镜观察

1. 节细胞　圆形或椭圆形的细胞，大小不一。选择形态结构完整的节细胞观察，可见到节细胞核呈圆形，较大，染色浅，核仁明显。胞质内含许多嗜碱性的尼氏体，呈细小颗粒状，弥散分布。有的节细胞胞质内还含有脂褐素。

2. 卫星细胞　紧靠节细胞的外面有一层扁平细胞围绕，构成一层被囊，故又称被囊细胞。其细胞核呈圆形，较小，着色较深。在被囊细胞外面，有薄层的结缔组织包绕。

3. 移动标本，观察节内神经纤维，大部分为有髓神经纤维。复习施万细胞、髓鞘及轴突等结构。

六、示教

小脑梨形细胞

🔹 实验目的

了解　小脑皮质中梨形细胞的形态。

🔹 实验材料

猫的小脑，按Golgi法或Cox法镀银或镀汞，垂直于小脑叶片的火棉胶切片。

实验内容

低倍镜观察

在皮质部分寻找胞体较大的棕黑色的梨形细胞。其胞体呈梨形，有一两个粗大的主树突由胞体伸向小脑的表面。主树突反复分支甚多，其整体形态类似侧柏叶状或扇形，为梨形细胞所特有。由胞体的另一面伸出一个细长的突起，是轴突。轴突的表面光滑，其方向与树突相反，进入小脑髓质。

神经原纤维

实验目的

了解 神经原纤维的形态及在神经细胞内的分布。

实验材料

猫或兔的小段脊髓，Ramoa Y Cajal 法或 Biclschwsky 方法，石蜡横切片，硝酸银镀染。

实验内容

高倍镜观察

在前角运动细胞的胞质内，可见到深棕色的细丝，交错排列成网，并伸入树突与轴突，这就是神经原纤维。细胞核浅黄色区域或被染成黑色。

突　触

实验目的

了解 脊髓前角运动细胞胞体上的突触。

实验材料

兔和猫的一段脊髓，按 Ramoa Y Cajal 法或 Ranson 法镀银，石蜡横切片，硝酸银镀染。

实验内容

高倍镜观察

神经细胞的胞体呈棕黄色，突触位于胞体或树突上。可见极短的神经纤维止于突触处。这些神经纤维的末端膨大呈小结或小泡状，与神经元的胞体或树突相接触，这种接触点即是突触。

（陈金绪）

实验三　循环系统

循环系统是连续而封闭的管道系统，包括心血管系统和淋巴管系统。心血管系统由心脏、动脉、毛细血管和静脉组成；淋巴系统是一个辅助的循环管道，由毛细淋巴管、淋巴管和淋巴导管组成。淋巴管系统内的淋巴经静脉流入心脏。

心脏为血液循环的动力器官，心壁由内向外分为心内膜、心肌膜和心外膜三层。心内膜下的特殊传导系统能自动产生并传导兴奋到心肌，引起心肌节律性收缩与舒张。

动脉管壁一般由内膜、中膜和外膜三层组成。内膜表面衬以内皮，内皮深层有内弹性膜，在内皮和内弹性膜之间有一薄层结缔组织，称内皮下层。中膜位于内外弹性膜之间，主要由环形平滑肌和弹性膜结构组成。外膜由疏松的结缔组织组成，其中含有营养血管和神经。在中膜和外膜交界处，有弹性纤维组成的外弹性膜。

毛细血管管壁薄，结构简单，管径 6~8μm，管壁主要由一层内皮细胞和基膜组成。在内皮细胞和基膜之间散在分布一种扁平而有突起的细胞，称周细胞。在电镜下，毛细血管可分为连续性毛细血管、有孔毛细血管和血窦三种类型。连续性毛细血管：其特点是内皮细胞间有紧密连接，基膜完整，胞质中有许多吞饮小泡；有孔毛细血管：其结构与连续性毛细血管相似，但其内皮细胞不含核的部分更薄，有许多贯穿细胞全层的孔；窦状毛细血管：通常称血窦，其管腔较大，形状不规则。

静脉管壁也是由内膜、中膜和外膜三层组成，可分为大、中、小、微和毛细血管后微五级静脉。与同级动脉相比，静脉的管腔大，管壁薄，中膜中的弹性结构和平滑肌都不发达，但外膜较厚，在大中静脉的外膜中还有纵行平滑肌束，下肢和胸腹部的静脉中有静脉瓣。

一、中动脉和中静脉

⬛ 实验目的

掌握　中动脉和中静脉的构造。

⬛ 实验材料

狗的中动脉和中静脉一段，Helly 液固定，石蜡切横片，HE 染色。

⬛ 实验内容

标本中有两个较大的血管横断面。管壁较厚、管腔较小、较圆的是中动脉；管壁较薄、管腔较大且不规则的是中静脉。

（一）中动脉

1. 低倍镜观察　管壁分三层。

（1）内膜　很薄，在腔面可见一层内皮细胞核。内弹性膜为一层红色、呈波浪状的膜，与中膜分界明显。

（2）中膜　最厚，主要由环行平滑肌组成，并杂有少量弹性纤维和胶原纤维。外膜厚度与中膜大致相等，在中膜与外膜交界处有外弹性膜，与中膜的分界也较为明显。

（3）外膜　是由结缔组织组成，其中含有弹性纤维，并可见有营养血管及神经的断面。

2. 高倍镜观察

（1）内膜　可分为内皮、内皮下层和内弹性膜三层。内皮细胞界限不明显，可见其细胞核，呈扁圆形突向管腔。在切片上内皮常有脱落而不可见；内皮下层位于内皮下方，很薄，含有胶原纤维和弹性纤维。有时内皮下层不易分清；内弹性膜为内膜最外一层，呈波浪状，红色，折光性强。厚度也较均一。

（2）中膜　平滑肌纤维的细胞核呈杆状或螺旋状扭曲。肌纤维之间有弹性纤维和胶原纤维。弹性纤维着粉红色，折光性强；胶原纤维着色浅，不易分清。

（3）外膜　与中膜相连处为外弹性膜，且呈波浪状。在外膜的结缔组织中含有，可见被切成多边形、不规则形小块或条纹状的弹性纤维断面，红染且折光性强。结缔组织中可见营养血管及神经的断面。

（二）中静脉

1. 低倍镜观察

（1）内膜　很薄，只见内皮细胞核，内弹性膜不明显，故与中膜分界不清。

（2）中膜　较薄，主要由3~5层环行平滑肌组成。其间有少量结缔组织。

（3）外膜　较中膜厚，由结缔组织组成。无外弹性膜，故与中膜分界不清。

2. 高倍镜观察

（1）内膜　分为三层。内皮层的细胞核呈扁圆形突向管腔，内皮下层由少量结缔组织组成；内弹性膜不明显。

（2）中膜　主要为3~5层环行平滑肌，常呈束状，被结缔组织所隔开。

（3）外膜　无外弹性膜。近中膜处有时见纵行平滑肌的横断面。此外，可见胶原纤维、弹性纤维，及血管、神经的断面。

二、大动脉

实验目的

1. 掌握　大动脉管壁的结构特征。
2. 熟悉　中动脉和大动脉的结构。

实验材料

取人的大动脉一段，Helly 液固定，石蜡横切片，HE 染色。

实验内容

（一）肉眼观察

切片呈红色管状或条索状，管壁厚。

（二）低倍镜观察

与 HE 染色的中动脉对比观察大动脉。

1. 内膜　最薄，内弹性膜与中膜的弹性膜相连，故内膜与中膜分界不清。
2. 中膜　最厚，主要由几十层染成亮红色的波纹状的弹性膜组成。
3. 外膜　较薄，为结缔组织，无明显外弹性膜。

（三）高倍镜观察

中膜内可见 40~70 层平行排列、呈亮粉红色波纹状的弹性膜，其间有少量的平滑肌纤维、胶原纤维和弹性纤维。

三、大静脉

实验目的

掌握　大静脉管壁的结构特征。

实验材料

取人的大静脉一段，Helly 液固定，石蜡横切片，HE 染色。

实验内容

低倍镜观察

1. 内膜　最薄，内皮只见其细胞核，内皮下层较薄。
2. 中膜　较薄，为几层排列疏松的环行平滑肌纤维，有时也没有平滑肌。
3. 外膜　较厚，由结缔组织组成，含大量的纵行平滑肌束。

四、小动脉、小静脉、毛细血管

实验目的

了解　小动脉、小静脉、毛细血管管壁的结构特征。

实验材料

人膀胱，Susa 液固定，石蜡切片，HE 染色。

实验内容

（一）肉眼观察

切片呈红色管状。

（二）低倍镜观察

在膀胱壁的结缔组织中，有伴行的小动脉、小静脉和小淋巴管。

1. 小动脉　管壁较厚，管腔小而规则。

2. 小静脉　管壁较薄，管腔不规则且较大。

（三）高倍镜观察

1. 小动脉　内膜由内皮和内弹性膜组成；中膜主要由几层环行平滑肌纤维组成；外膜与中膜约等厚，为结缔组织，无外弹性膜。

2. 小静脉　与伴行小动脉相比，腔大壁薄；内皮外可见 1~2 层环行平滑肌纤维。

3. 毛细血管　管径最小，管壁最薄，横切面上可见由 1~3 个内皮细胞围成，管腔内见 1~2 个红细胞。

五、心脏

实验目的

掌握　心壁的组织结构。

实验材料

人心壁，Susa 液固定，石蜡切片，HE 染色。

实验内容

（一）肉眼观察

标本呈条状。心内膜侧不整齐；心外膜侧浅染，常见脂肪组织。

（二）低倍镜结合高倍镜观察

心壁分三层，由内向外观察：

1. 心内膜　分为三层。

（1）内皮　较薄，表面为扁圆形的内皮细胞核，与血管内皮相似。

（2）内皮下层　由结缔组织组成，有少许平滑肌纤维。

（3）心内膜下层　由结缔组织组成，有血管和神经。可见浅染的蒲肯野纤维，与心肌纤维相比，粗而短，形状常不规则；核大，位于中央，1~2个；肌浆丰富，染色较浅，横纹不明显；细胞间有闰盘。

2. 心肌膜　最厚，占心壁的绝大部分，主要由心肌纤维组成，其间有结缔组织及丰富血管。心肌纤维呈螺旋状排列，可分内纵、中环、外斜各层，故在切片中能见到各种心肌纤维的断面。其间可见丰富的毛细血管和少量结缔组织。

3. 心外膜　由结缔组织和表面的间皮组成。

六、示教

牛心之浦肯野纤维

实验目的

熟悉　心肌中浦肯野纤维与普通心肌纤维的形态差异。

实验材料

牛心脏的心内膜及心肌膜之一部，Susa液固定，石蜡切片，HE染色。

实验内容

低倍镜结合高倍镜观察

在心内膜下层结缔组织内有粗大着浅粉色的浦肯野纤维。这种肌纤维较普通心肌纤维粗大，肌浆丰富，肌纤维内有成对的细胞核。高倍镜下可见浦肯野纤维内有少量染色较红的肌原纤维，多分布在肌纤维之边缘，肌原纤维上也有明暗相间的横纹，在肌原纤维之间则是大量着色浅的肌浆。

淋巴管铺片

实验目的

从淋巴管的整体形态来理解淋巴管的构造。

实验材料

把兔子用乙醚麻醉，打开腹腔，由肠系膜注射0.2%的硝酸银至淋巴管内，然后取下一段肠系膜，在日光下曝晒至淋巴管显出棕黑色为止。经过脱水，透明，把肠系膜剪成许多小块，平铺在载玻片上，封固而成。

✛ 实验内容

低倍镜观察

可见淋巴管粗细不一致，管壁内皮的细胞间质皆为银沉淀呈棕黑色条纹，故可显示出内皮细胞呈长梭形，沿淋巴管长轴排列，细胞边缘呈锯齿状。淋巴管比较膨大的部分是瓣膜所在处。此法未经染色故不能见到细胞膜、细胞质和细胞核的构造。

（陈金绪）

实验四　免疫系统

免疫系统由淋巴器官、淋巴组织和淋巴细胞构成。

淋巴器官是以淋巴组织为主要成分构成的器官，能产生淋巴细胞，可分为中枢淋巴器官（胸腺、骨髓）和周围淋巴器官（淋巴结、脾、扁桃体）。淋巴结的实质可分为皮质（浅层皮质、副皮质区、皮质淋巴窦）和髓质（髓索、髓窦）两部分；脾脏的实质可分为白髓（动脉周围淋巴鞘、脾小体），红髓（脾血窦、脾索）和边缘区；胸腺皮质由密集的胸腺细胞和少量胸腺上皮细胞组成，髓质胸腺上皮细胞增多，淋巴细胞较少，胸腺小体散在其中。

淋巴组织包括弥散淋巴组织和淋巴小结，以网状组织为支架，网眼里含大量的淋巴细胞。

淋巴细胞主要包括淋巴细胞、浆细胞、巨噬细胞和抗原呈递细胞等，它们是免疫系统的核心细胞，经血液和淋巴环流全身，引起免疫应答，并将免疫系统连成一个功能整体，在体内实现免疫防御、免疫监视和免疫稳定三方面的功能。

一、淋巴结

❖ 实验目的

掌握　淋巴结的组织结构。

❖ 实验材料

兔淋巴结，Susa 液固定，石蜡切片，HE 染色。

❖ 实验内容

（一）肉眼观察

标本为卵圆形的实质性器官，表面有粉红色薄层被膜，被膜下染成深紫蓝色的部分是皮质，中央染色浅的部分是髓质。

（二）低倍镜观察

淋巴结呈卵圆形，表面是薄层结缔组织构成的被膜，染成浅红色，有时可见穿行的淋巴管。被膜伸入实质内，构成小梁，粉红色，呈不连续的条索状。

1. *皮质*　着深紫蓝色，由浅层皮质、副皮质区及皮质淋巴窦构成。

（1）浅层皮质邻近被膜，由成团的淋巴小结及小结间弥散的淋巴组织组成。淋巴小结大小不等，中央色浅为生发中心。典型的淋巴小结，可辨别出明区和暗区（小结中心染色浅，为生发中心的明区，其深面靠近髓质的部分染色深，为生发中心的暗区）。生发中心周围有一层密集的小淋巴细胞，染色深，以顶部最厚，称小结帽。

（2）副皮质区（胸腺依赖区）位于皮质深面，为染成紫红色的弥散淋巴组织。可见高内皮微静脉。

（3）皮质淋巴窦位于被膜下、小梁周围，呈空网状，染色较浅，窦腔内细胞稀疏。

2. 髓质　位于皮质深面，由髓索及其间的髓窦组成。

（1）髓索呈紫红色条状或块状，相互连接成网，是由密集的淋巴组织构成。

（2）髓窦在髓索之间和髓索与小梁之间的浅染区，宽阔而迂曲，相连呈网状。

（三）高倍镜观察

1. 典型的淋巴小结　生发中心内明区近被膜侧，染色浅，主要是中等大小的较幼稚的淋巴细胞和一定量的巨噬细胞。暗区近髓质侧，主要是大而幼稚的淋巴细胞，核大，染色较淡；胞质较多，强嗜碱性，故整体染色深。生发中心顶部的小结帽呈新月形，深染，为大量密集的小淋巴细胞。

2. 副皮质区（胸腺依赖区）　是大量小、圆、嗜碱性的淋巴细胞。可见高内皮微静脉的纵断或横断面，特点是内皮细胞为立方形或矮柱状，核染色浅。

3. 髓索　以小淋巴细胞为主，可见浆细胞、巨噬细胞、小血管等。

4. 髓窦　窦壁可见扁平的内皮细胞；窦内有星形的内皮细胞，形态似网状细胞，突起明显；巨噬细胞胞体较大且呈圆形或卵圆形、核较小、胞质丰富且呈嗜酸性，常以突起附着于内皮细胞；淋巴细胞散在。

二、脾

实验目的

掌握　脾的组织结构。

实验材料

人脾，Susa 液固定，石蜡切片，HE 染色。

实验内容

（一）肉眼观察

一侧的表面有被染成粉红色的被膜。被膜以下是实质，实质中大部分呈红紫色，是红髓；其中散在分布的深蓝紫色球团或条索状结构，是白髓。在红髓中可见粉红色的团块或条状物，是脾小梁。

（二）低倍镜观察

1. **被膜** 由较厚的致密结缔组织组成，含有弹性纤维和少量平滑肌细胞。被膜外面覆盖着间皮。被膜结缔组织伸入实质，形成脾小梁。

2. **实质**

（1）白髓 散在分布在红髓内染成深蓝色，主要由密集的淋巴组织构成。可分为两部分。

①动脉周围淋巴鞘：由紧包在中央动脉周围的密集的淋巴组织组成。因动脉走向不一，故可见淋巴鞘的横、斜断面及有分枝的断面，偶见纵断面。断面中央为中央动脉。

②脾小体：为脾内的淋巴小结，位于淋巴鞘的一侧，故此处白髓的直径大于单纯的淋巴鞘，且中央动脉位于脾小体的一侧而呈偏心位。脾小体常有生发中心，此处着色较浅，淋巴细胞较大，特点与淋巴结的淋巴小结相似。

（2）红髓 范围广，分布于白髓之间及白髓与脾小梁之间。分为两部分。

①脾窦：走行迂曲，窦腔大小视血液充盈程度而异。窦腔内，有的空虚，有的含血细胞，以红细胞居多。窦壁邻接脾索，当窦腔空虚时较易辨认。

②脾索：位于相邻的脾窦之间，呈分枝条索状，主要由网状组织构成。

（3）边缘区 位于白髓和红髓之间，组织较疏松，可见巨噬细胞。

在红髓中有染成粉红色的小梁穿行。因切面不同所致呈长条状、分枝状或圆形，其结构与被膜结缔组织相同。小梁内有小梁动、静脉。

（三）高倍镜观察

1. **动脉周围淋巴鞘** 淋巴组织以小淋巴细胞为主，密集分布。动脉周围淋巴鞘的中央有中央动脉，可见各种断面。动脉壁的内膜可见内皮和内弹性膜，中膜可见平滑肌环绕。

2. **脾小体** 脾小体由淋巴细胞密集而成，可见网状细胞、淋巴细胞、巨噬细胞等。功能活跃的脾小体可见帽、明区和暗区。

3. **脾窦** 窦壁内皮细胞为长杆状，沿脾窦长轴平行排列，细胞核所在处细胞体向窦腔内隆起，内皮细胞之间有小间隙。若为脾血窦横切，内皮细胞核呈圆形，突向腔面，须与淋巴细胞相区别。窦腔内可有血细胞，以红细胞占多数。

4. **脾索** 位于脾窦之间，呈不规则条索状，主要由网状组织构成，网眼中含有各种血细胞以及巨噬细胞、浆细胞等。

5. **小梁** 在红髓中可见小梁的不同断面，由结缔组织构成，内有弹性纤维及少量平滑肌细胞，并可见小梁动脉和小梁静脉。

三、胸腺

实验目的

掌握　胸腺的组织结构。

实验材料

胎儿的胸腺，Susa 液固定，石蜡切片，HE 染色。

实验内容

（一）肉眼观察

可见胸腺分成许多大小不等的紫色小块，即小叶。每个小叶周围染色深的为皮质，中心染色淡的为髓质。

（二）低倍镜观察

1. 被膜　由薄层结缔组织构成，被膜伸入腺实质内形成小叶间隔，将实质分成许多不完全分隔的胸腺小叶。

2. 胸腺小叶　皮质呈强嗜碱性染深蓝色，位于小叶周边；髓质嗜碱性较弱，位于小叶深部，各小叶的髓质相互连续，其中可见嗜酸性染红色的胸腺小体。

（三）高倍镜观察

1. 皮质　由密集的胸腺细胞和少量胸腺上皮细胞组成。胸腺细胞体积小，圆，核染色深，胞质少，嗜碱性染色。胸腺上皮细胞散在分布，形状不规则；核卵圆形，较大，染色浅，核仁明显；胞质较多，呈弱嗜酸性染粉红色。

2. 髓质　与皮质相比，胸腺上皮细胞增多，淋巴细胞较少。染红色的胸腺小体散在，圆或不规则形，由胸腺上皮细胞大致呈同心圆排列而成，小体外周的细胞，呈新月状，胞核明显，胞质嗜酸性染色；近小体中心的上皮细胞结构不清楚，核消失，胞质嗜酸性强。

四、示教

腭扁桃体

实验目的

了解　腭扁桃体的组织结构，会辨认腭扁桃体标本。

实验材料

人的腭扁桃体，Susa 液固定，石蜡包埋，切片，HE 染色。

⊹ 实验内容

低倍镜观察

在扁桃体的外表面被覆着黏膜上皮，它是由复层扁平上皮构成。沿黏膜上皮推移标本，可见 1~2 个由上皮陷入扁桃体内所形成的隐窝。隐窝的上皮也是复层扁平上皮，上皮内可见侵入的淋巴细胞。在隐窝周围和黏膜上皮深部，可见密集分布的淋巴小结和弥散淋巴组织，淋巴小结可有生发中心。弥散淋巴组织中可见高内皮毛细血管后微静脉。

（陈金绪　覃淑云）

实验五 皮 肤

皮肤是人体面积最大的器官，由表皮和真皮组成，借皮下组织与深部组织相连。表皮角质形成细胞由深层至浅层，可分为基底层、棘层、颗粒层、透明层、角化层五层结构。真皮分为浅层的乳头层和深层的网织层。皮肤有毛、指（趾）甲、皮脂腺和汗腺等附属器。皮肤具有感觉、调节体温、排泄废物、防御和保护等作用。

一、指皮

实验目的

1. 掌握　皮肤的构造。
2. 了解　汗腺的构造。

实验材料

人手指掌面皮肤，Susa 液固定，横断火棉胶切片，HE 染色。

实验内容

（一）肉眼观察

标本呈半月形，凸起的一面即为手指的掌面。由掌面起分为：

1. 表皮　为外表红染，深部蓝染的边缘。在表皮的表面波纹状的起伏，即为指纹。
2. 真皮　位于表皮的下面，呈红色。真皮下着色较浅的部位是皮下组织。

（二）低倍镜观察

1. 表皮　为角化的复层鳞状（扁平）上皮，其与真皮交界处呈波浪状，故表皮的基膜亦起伏不平。由表皮的基层向表面观察，可见表皮由下列五层组成：

（1）基底层　由一层立方或矮柱状的细胞组成，细胞界限不清。

（2）棘层　位于基底层上方，为数层多边形细胞。

（3）颗粒层　在多边形的细胞上方，为数层梭形细胞，呈波纹状起伏。

（4）透明层　在颗粒层上方，为数层细胞质较透明、嗜酸性的扁平细胞组成。

（5）角质层　在透明层的上方，染为红色，很厚，由数十层角化的扁平细胞组成。注意角质层表面呈很均匀的起伏波纹，就是指纹的横断面。同时还可以见到有穿行整个表皮的汗腺导管，因为这些导管呈螺旋状通出表面，所以在切片上呈现出一连串的小管断面。

2. **真皮** 为表皮下面的一片红染的致密结缔组织，又可分为两层：

（1）乳头层 紧贴在表皮下，较薄，呈乳头状的突起嵌入表皮底面。此处纤维较细，细胞较多。真皮乳头层可分为：①血管乳头：乳头内可见毛细血管的断面，这种乳头称为血管乳头。②神经乳头：有的乳头内可见触觉小体，它是圆柱形有被囊的神经末梢，长轴与表面垂直，司触觉。中央为横列的扁平细胞，表面包以结缔组织被囊，并与周围结缔组织连接，可见扁平细胞的细胞核，但不能见到小体中央的神经末梢（特殊方法可显示）。凡含有触觉小体的乳头就名为神经乳头。

（2）网织层 在乳头层的下方，较厚，与乳头层分界不清，由较粗大的胶原纤维束和弹性纤维束交织而成。此层内有较大的血管、淋巴管和神经束；还可见汗腺导管的断面，有的被横断，有的被纵断，直达表皮的基部。

3. **皮下组织** 此层位于真皮网织层下面，含有脂肪组织、较大的血管、淋巴管、神经束、汗腺的导管部及分泌部。此外还有环层小体。

（三）高倍镜观察

分别重点观察表皮各层细胞结构、汗腺的导管部和分泌部。

1. **表皮** 由基底层向角质层观察。

（1）基底层 细胞核椭圆形，细胞质嗜碱性较强。可见分裂象。

（2）棘层 此层的多边形细胞周围伸出许多细短的棘状突起与相邻细胞的棘状突起相接，这种细胞称为棘细胞。

（3）颗粒层 梭形细胞呈波纹状起伏。其特点是细胞内含有强嗜碱性的深蓝色颗粒，即透明角质颗粒。

（4）透明层 细胞呈扁平状，细胞质较透明、嗜酸性而染成粉红色；细胞核消失；细胞之间的界限不明显。此层只有在较厚的表皮中才易分清，如足底皮的表皮。

（5）角质层 见不到角化的扁平细胞的胞核，但可分辨出细胞界限。

2. **汗腺** 分清其导管部和分泌部。

（1）导管部 由2~3层矮柱状上皮细胞组成，管径较小，着色较深。

（2）分泌部 在真皮的深层或皮下组织内，管径较大，着色较浅。腺上皮为单层矮柱状或立方状。由两种细胞组成，一种细胞较大、明亮、呈嗜酸性为明细胞。另一种位于明细胞之间，较小，胞质嗜碱性为暗细胞。在上皮细胞与基膜之间，还有一层梭形有突的肌上皮细胞，其胞核狭长而着色深，有时可见细胞伸出红色的小突贴在上皮细胞的外面。

3. **环层小体** 体积很大，呈圆形或椭圆形，很易辨认。它是一种有被囊的神经末梢，司压觉。被囊的结缔组织扁平细胞呈同心圆状排列。在 HE 切片上不能见到小体中的神经纤维。

二、头皮

实验目的

了解 头皮与指皮、背皮的区别，并重点观察毛发、皮脂腺、立毛肌的构造。

实验材料

人的头皮，Zenker 液固定，顺毛长轴做纵断火棉胶切片，HE 染色。

实验内容

（一）肉眼观察

为一块长条形的组织，一面为蓝紫色的细线即表皮，表皮下面染成红色的为真皮，真皮下面为皮下组织的疏松结缔组织。在真皮中有一些斜行蓝紫色的结构即为毛囊，毛囊包裹着毛发。

（二）低倍镜观察

1. 表皮 是角化的复层扁平上皮，较薄，角质层也薄，有些部位可见表皮下陷而成毛囊，内含毛。毛伸出皮肤表面的部分为毛干。

2. 真皮 较薄，由致密结缔组织组成，其内含许多毛囊、汗腺、皮脂腺及立毛肌。

3. 皮下组织 含大量的脂肪组织，毛囊、毛球、汗腺可伸至此层。

（三）高倍镜观察

1. 立毛肌 位于毛囊的钝角侧，为一束平滑肌。其一端附着在毛囊的结缔组织鞘，另一端则附于真皮乳头层。

2. 毛 分为毛干、毛根两部分。

（1）毛干和毛根 毛干为伸出皮肤表面的部分。毛根为埋藏在皮肤内的部分。毛根末端膨大成毛球。

毛干和毛根的组织结构基本相同，镜下呈棕褐色的粗条，由髓质、皮质和毛小皮构成，细胞外界限不易分辨。毛根由毛囊所包裹。

①毛髓质：为毛的中轴，可红染，由 2~3 排近于立方形而又完全角化的上皮细胞组成，细胞内含有细胞核的残迹和黑素颗粒等（此结构在光镜下较难见到）。

②毛皮质：由数层梭形角化的细胞组成。呈黄色，含黑色素，近毛球处胞质红染。毛根下部皮质细胞尚有杆状细胞核，移向毛干，细胞核渐消失。

③毛小皮：被覆于毛的外表面，为一层不规则角化扁平细胞，细胞呈薄板状、叠

瓦状排列，黄色透明，无核，无色素，或染为蓝色。

（2）毛囊　为包裹在毛根外面的管状上皮鞘，外包有玻璃膜和结缔组织鞘。上皮鞘由内向外可分为内根鞘和外根鞘两层，其下端与毛球融合；上端与表皮续连。

①内根鞘：靠近毛囊腔的一面，着色很红而透明，不易见到细胞界限。此层相当于表皮的角质层和颗粒层。

②外根鞘：在内根鞘之外，由数层多角形细胞及最外一层较整齐的基底细胞组成，此层相当于表皮的基底层和棘细胞层，并于毛囊口附近与表皮的这二层相连。另外在外根鞘的外面还有一层粉红色透明的膜，称为玻璃膜，相当于增厚的基膜。在玻璃膜的外侧，纤维性结缔组织密集而形成结缔组织鞘。

（3）毛球　毛根和毛囊末端膨大，为一群增殖和分化能力很强的细胞组成，是毛发及毛囊的生长点。结缔组织、毛细血管及神经末梢突入毛球底部的凹陷处，称毛乳头。

（陈金绪）

实验六　消化系统

消化系统由消化管和消化腺两部分组成，主要功能是消化食物，吸收营养，排出食物残渣。

消化管依次分为口腔、咽、食管、胃、小肠和大肠。消化管壁（除口腔和咽外）由内向外分为黏膜（上皮、固有层、黏膜肌层），黏膜下层，肌层和外膜四层。口腔、咽、食管及肛管的上皮为复层扁平上皮，胃肠道的上皮均为单层柱状上皮，固有层内有小消化腺（如胃底腺），而食管腺和十二指肠腺位于黏膜下层内。除口腔、咽、食管上段和肛门的肌层为骨骼肌外，其余部分均为平滑肌，肌层一般分内环行、外纵行两层。咽、食管、直肠下段的外膜为纤维膜，胃、小肠和部分大肠的外膜为浆膜。

消化腺包括大消化腺（即三对大唾液腺、胰腺和肝脏）以及分布于消化管壁内的许多小消化腺。肝是人体内最大的消化腺，具有分泌胆汁、代谢、解毒和吞噬防御功能。肝小叶是肝的基本结构和功能单位，主要成分是肝细胞。肝小叶之间为门管区。胰是人体内第二大消化腺，分为外分泌部和内分泌部两部分，外分泌部分泌胰液参与消化，内分泌部即胰岛，分泌胰岛素和胰高血糖素，调节血糖浓度。

第一节　消化管

一、食管

╬ 实验目的

观察　食管的结构，体会消化管壁四层膜的结构特点。

╬ 实验材料

人的食管，Zenker 液固定，石蜡包埋，横断面切片，HE 染色。

╬ 实验内容

（一）肉眼观察

食管横切面的一部分，其腔面一层深紫色带状结构为上皮；上皮外是管壁的其他各层。

（二）低倍镜观察

观察食管壁四层结构，即黏膜、黏膜下层、肌层和外膜。

1. 黏膜　上皮为复层鳞状上皮。固有层突入上皮基底部形成乳头，有些地方因切面关系，乳头似在上皮内。固有层着粉红色，纤维细密，其中夹杂有染为蓝紫色的成纤维细胞核和小的血管，淋巴管等。黏膜肌层是一层纵行的平滑肌，在食管横断面上肌细胞呈横断面。

2. 黏膜下层 为疏松结缔组织，呈粉红色，纤维比较粗大，除细胞外，还有较大的血管。此外，此层可见有黏液性的复管泡状的食管腺。腺泡为圆形、卵圆形或不规则形，腺腔很小，腺细胞呈柱状或锥状，胞质着浅蓝色，核染色深，位于细胞底部。腺体小导管由单层立方细胞或柱状细胞围成，较大的导管由复层柱状上皮围成，至开口处则由复层扁平上皮围成。

3. 肌层 根据取材部位的不同而肌组织类型不同。取自食管上 1/3 部分，为骨骼肌；若取自食管下 1/3 部分，则为平滑肌；若取自中 1/3 部分，则出现这两种肌组织的移行混合构成。一般可分为内环、外纵两层，两层之间的结缔组织内有肌间神经丛。

二、胃底

╋ 实验目的

1. 掌握 胃底四层膜的结构。
2. 重点观察并掌握 胃底黏膜结构并联系其功能。

╋ 实验材料

人的胃底部组织，Zenker 液固定，石蜡切片，HE 染色。

╋ 实验内容

（一）肉眼观察

为一长条形组织，一面呈高低不平染为紫色者是黏膜；另一面呈粉色者为胃壁的其他部分。

（二）低倍镜观察

分清胃壁的四层结构。

1. 黏膜 靠近腔面，表面由单层柱状上皮覆盖，有许多较浅的上皮凹陷即是胃小凹。被覆在黏膜和胃小凹表面的细胞称为表面黏液细胞。上皮下为固有层，由结缔组织构成。其中大部分由胃底腺所占据，结缔组织则很少，被挤在腺体之间。固有层下可见平滑肌，为黏膜肌层，其排列方式为内环、外纵。

2. 黏膜下层 位于黏膜肌层下方，由疏松结缔组织组成。其中常见较大的血管。

3. 肌层 为平滑肌，其肌纤维排列成两或三层，为内环、外纵或内斜、中环、外纵。在环行和纵行平滑肌间可见肌间神经丛。

4. 浆膜层 由间皮和间皮下薄层疏松结缔组织组成。

（三）高倍镜观察

仔细观察胃底黏膜的结构。位于胃腔表面或胃小凹的表面黏液细胞。细胞呈柱形，细胞核呈椭圆形，位于基底；顶部细胞质内充满粘原颗粒，因制片中溶解而呈空泡状。在固有层内有很多胃底腺的断面。胃底腺是分枝或不分枝的单管状腺，开口于胃小凹，它在标本上常被切成圆形、卵圆形、或长条形。胃底腺分为峡、颈、底三部分，峡部短而细，与胃小凹衔接；颈部较长；底部略膨大，可达黏膜深部。选择胃底腺的纵断面观察下列各细胞（普通染色标本上，不能显示嗜银细胞）。

1. 主细胞 是胃底腺的主要细胞，数目最多，主要分布于胃底腺的体部和底部；细胞呈柱状，细胞核圆形，位于细胞的底部，胞质嗜碱性很强，染成紫蓝色。细胞的顶端胞质中含大量的酶原颗粒。这种细胞分泌胃蛋白酶原，故又称胃酶细胞。

2. 壁细胞 较主细胞少，多分布于胃底腺的体、颈部；细胞体较大，呈圆形或三角形，细胞核圆形，位于细胞的中央，有时在一个细胞中可见双核，细胞质强嗜酸性，染为深红色。此细胞分泌盐酸，故又称盐酸细胞。

3. 颈黏液细胞 主要位于胃底腺的颈部，夹在其他细胞之间。细胞界限不易分清，细胞呈柱状或烧瓶状，细胞核呈扁圆形，位于基底部，胞质染色甚浅，故须仔细观察，方可辨认。

三、小肠

实验目的

1. **掌握** 小肠壁的四层组织结构。
2. **重点观察并掌握** 小肠黏膜的结构。

实验材料

人的小肠，Susa 液固定，石蜡切片，HE 染色。

实验内容

（一）肉眼观察

切片中染成蓝紫色有较大突起的一面为黏膜，这些较大突起为小肠皱襞。在小肠皱襞上还可见无数的小突起，这些小突起即为小肠绒毛。

（二）低倍镜观察

小肠四层膜的结构。

1. **黏膜** 黏膜表面有指状突起，突向管腔，称小肠绒毛。在固有层中可见腺的各种不同断面，即肠腺。固有层下的黏膜肌层由两层平滑肌（内环、外纵）组成。

2. **黏膜下层**　位于黏膜下方，由疏松的结缔组织组成，其中有血管、黏膜下神经丛和淋巴管等。

3. **肌层**　在黏膜下层下方，由两层平滑肌组成（内环、外纵）。两层间常见肌间神经丛。

4. **浆膜层**　为肠壁的最外层，由少量疏松结缔组织和间皮组成。

（三）高倍镜观察

1. **小肠绒毛**　为指状的黏膜突起，突向管腔。覆盖绒毛表面的是单层柱状上皮，柱状的吸收细胞之间夹杂有杯状细胞。吸收细胞顶端有明显的纹状缘。绒毛中轴是固有层，其中央有时可见中央乳糜管。此外，还可见毛细血管、平滑肌纤维、淋巴细胞等。分散的平滑肌纤维沿绒毛中轴纵行排列，它们与绒毛的运动有关。

2. **肠腺**　为单管状腺，由相邻绒毛根部之间的上皮下陷到固有层而形成，选择一断面观察肠腺的细胞（注意：若肠腺被横断，其结构为上皮围绕腺腔，而固有层位于上皮外周；但若小肠绒毛被横断，其结构为固有层位于中央，而上皮位于外周）。

（1）柱状细胞　又称吸收细胞。

（2）杯状细胞　与上皮组织实习时的标本描述相同。

（3）潘氏细胞　位于肠腺底端，细胞体呈锥体形，顶部细胞质内含有许多粗大的嗜酸性颗粒，染成红色。

（4）嗜银细胞（内分泌细胞）　在此普通染色标本上不能见到。

（5）未分化细胞　位于肠腺下部，潘氏细胞上方，细胞核呈圆形，浅染；细胞质着色浅；常见细胞分裂象。

小肠皱襞结缔组织内可见黏膜下神经丛。

四、结肠

✚ 实验目的

1. **掌握**　结肠壁的组织结构。

2. **注意**　消化管各段黏膜的连续改变。

✚ 实验材料

人的结肠，Susa液固定，纵断石蜡切片，HE染色。

实验内容

肉眼观察

一面凹凸不平，染成蓝紫色的是黏膜，另一面染为粉红色的是肠壁的其他部分。

五、阑尾

实验目的

掌握 阑尾的一般结构。

实验材料

人手术后的阑尾，Susa液固定，横断石蜡切片，HE染色。

实验内容

（一）肉眼观察

腔面不整齐的紫色层是黏膜及近黏膜的黏膜下层，外面环绕的粉红色部分为黏膜下层、肌层、浆膜。

（二）低倍镜观察

阑尾的黏膜结构类似结肠，但固有层内肠腺很少，淋巴细胞和淋巴小结则很发达，有时侵入黏膜下层，以致黏膜肌层很不完整。黏膜下层含大量淋巴组织及脂肪细胞。肌层的内环层较厚，外纵层较薄，没有结肠带。外膜为浆膜。

（三）高倍镜观察

黏膜上皮及肠腺中的杯状细胞较少，黏膜肌层由于固有层及黏膜下层的淋巴组织较为发达以致断断续续很不完整。淋巴小结的生发中心及暗区、明区及帽部都很明显。

六、示教

中央乳糜管

实验目的

重点观察 小肠绒毛的中央乳糜管。

实验材料

用生猪油喂豚鼠，然后取其小肠，AOB液（3％重铬酸钾8ml、2％锇酸2ml、冰醋酸一滴）固定，石蜡切片。

实验内容

高倍镜观察

本方法可将脂滴染成黑色。喂豚鼠油脂后，经肠道中的胰脂肪酶水解油脂，水解后的产物被小肠吸收细胞吸收，并在终末网以下细胞质中重新合成脂肪，而后经过固有层输入中央乳糜管。故借染脂肪而将中央乳糜管和吸收细胞游离端的纹状缘（电镜下为微绒毛）及细胞质内的脂滴显示出来。

1. 小肠上皮吸收细胞游离端的细胞质内有许多大小不等的脂滴。

2. 中央乳糜管位于小肠绒毛中轴的结缔组织内，乳糜管被纵切，管壁的结构不能显示。腔内充满了被染成黑色的脂肪滴。

舌

实验目的

重点观察　舌的轮廓乳头及丝状乳头。

实验材料

取兔舌背部近人字缝处的一小块组织，Susa 液固定，纵断石蜡切片，HE 染色。

实验内容

（一）肉眼观察

呈起伏不平、染深蓝色的边缘部分是舌的背面。蓝色的上皮和粉红色的固有层构成口腔黏膜的部分。黏膜下有染成红色的舌肌，肌组织之间有染成浅红色的结缔组织，还有许多深染、成团的舌腺夹在肌组织之间。

（二）低倍镜观察

1. 舌黏膜　由复层鳞状（扁平）上皮和固有层组成。黏膜表面有许多乳头状隆起即为舌乳头。

（1）轮廓乳头　在轮廓乳头中央，大而圆的突起称为轮；轮的两侧黏膜向下凹陷形成沟；沟外的黏膜再向上隆起形成廓。轮、沟、廓共同组成轮廓乳头。找到轮、沟、廓后进一步观察。

①复层鳞状上皮：位于乳头的表面，其表面并未完全角化，仍可见有细胞核；其基部起伏不平。在沟壁两侧的上皮内，有染色浅的卵圆形小体，叫做味蕾。沟的底部有味腺的开口。

②固有层：位于上皮下面，为染成粉红色的结缔组织，内有成纤维细胞和小血管的断面。还有味腺导管及位于轮廓乳头沟底附近的味腺。味腺导管周围常有弥散的淋

巴组织。

③味腺：为浆液性腺。腺细胞呈锥体状；胞质呈粉紫色；细胞核圆形，位于基底部。

（2）丝状乳头　为较细小的突起，位于轮廓乳头两侧，其突起略高于轮廓乳头，底部较宽，顶部尖锐。这种乳头也由上皮和固有层组成。其上皮的浅层细胞常有角化现象，乳头深部有固有层形成的轴心称初级乳头，初级乳头再分出若干较小的突起、突入上皮深面形成次级乳头。但有时因切面不正，丝状乳头被斜切，则不能见到顶部的尖突起。

2. 舌肌　位于黏膜下方，是染成粉红色的排列方向不同（互相垂直的三个方向）的骨骼肌纤维。肌层之间由许多结缔组织和脂肪组织所隔开，也有许多舌腺夹在肌组织之间。舌腺为小型黏液腺。

第二节　消化腺

一、猪肝

实验目的

观察　猪肝的组织结构，并与人肝作比较。

实验材料

猪的肝，Helly 液固定，石蜡切片，HE 染色。

实验内容

（一）肉眼观察

可见标本被分成许多小的区域，即为肝小叶。

（二）低倍镜观察

1. 被膜　仅在一侧可见由结缔组织组成的少许被膜。

2. 肝小叶　呈多边形或不规则形，小叶周边结缔组织比人肝为多，故肝小叶界限清楚。中央静脉位于肝小叶内，但并非完全位于中央，且有的肝小叶中找不到中央静脉（与肝小叶的切面有关）。肝板及肝血窦均比较清楚。

3. 门管区　位于肝小叶的周边。在此标本中，三种管道显示的不太清楚，需认真辨认。

二、人肝

实验目的

重点观察并掌握　肝小叶的结构和门管区的组成。

实验材料

人的肝脏，Zenker 液固定，石蜡切片，HE 染色。

实验内容

（一）肉眼观察

在切片边缘可见一粉红色的细线，即为被膜的切面，实质中可见许多小腔多为肝内血管断面。

（二）低倍镜观察

1. 被膜　由致密结缔组织组成。

2. 肝小叶　呈多边形或不规则形。相邻肝小叶之间结缔组织极少，因而使得肝小叶之间分界不清。各肝小叶的切面不全相同。在横断肝小叶，其内有一条中央静脉的横切面。肝细胞以此为中轴呈索状（或板状）向四周略呈放射状排列，称为肝板或肝索。肝板之间的腔隙为肝血窦。

3. 门管区　在相邻肝小叶之间结缔组织较多的地方，其内含有小叶间动脉、小叶间静脉和小叶间胆管的断面。

4. 小叶下静脉　也位于肝小叶之间，但是一条单独走行的小静脉，管径比中央静脉粗大，管壁较厚而且完整。

（三）高倍镜观察

1. 肝索（或肝板）　由一行或二行肝细胞以中央静脉为中心放射状排列。肝细胞的体积较大，呈多边形；细胞核呈圆形，位于中央，可见双核或多倍体核，可见核仁；细胞质呈粉红色。相邻肝细胞之间本应有胆小管存在，但在此标本中不能显示出来。

2. 肝血窦　为肝板之间的空隙，窦壁衬以内皮。内皮细胞核呈扁圆形，突入血窦腔内。在血窦腔内有许多体积较大、形状不规则的、具有吞噬能力的星形细胞，为肝巨噬细胞（即库普弗细胞，在此标本中较难分辨）。血窦与中央静脉相通连。

3. 门管区　在邻近几个肝小叶之间的结缔组织内，常见下列三种伴行的管道。

（1）小叶间动脉　腔小壁厚，可见中膜环行平滑肌。

（2）小叶间静脉　腔大壁薄，有时可见与血窦相连续。

（3）小叶间胆管　管径较小，管壁衬以单层立方上皮，细胞呈立方形，胞浆清明，细胞核呈圆形，着色较深。

三、胆囊

实验目的

了解　胆囊壁的结构。

实验材料

兔的胆囊，Susa 液固定，石蜡切片，HE 染色。

实验内容

（一）肉眼观察

一面起伏不平、染成紫色的为胆囊腔面。另一面平直，染成粉红色的为胆囊壁的其他各层。

（二）低倍镜观察

1. 黏膜　可突出许多高矮不等且有分支的皱襞。皱襞间、上皮下陷而成黏膜窦，在断面上有时可呈封闭的腔，类似黏液腺。上皮是单层柱状细胞，固有层为薄层结缔组织，其内含有丰富的血管等。

2. 肌层　由平滑肌组成。平滑肌纤维排列较稀疏，且不太规则，大致分为内环、外纵两层。

3. 外膜　除与肝脏附着处为纤维膜外，其他部分皆为浆膜。

四、胰

实验目的

掌握　胰腺外分泌部及内分泌部（胰岛）的结构。

实验材料

人的胰腺，Helly 液固定，石蜡切片，HE 染色。

实验内容

（一）肉眼观察

标本外形不规则，实质内大小不等的小区域，即为胰腺小叶。

（二）低倍镜观察

一面可见到少量疏松结缔组织构成的被膜。小叶间结缔组织少，使小叶分隔并不明显，其内有单层矮柱状上皮所构成的小叶间导管。小叶内有腺泡及闰管和小叶内导管的断面。胰岛分散于腺泡之间，是大小不等、染色较浅的细胞团。

（三）高倍镜观察

1. 腺泡　为纯浆液性腺泡。腺泡细胞呈锥体形；细胞核圆形，着紫色，位于基底部；细胞质基部呈强嗜碱性，着色较深，远端胞质含酶原颗粒，呈嗜酸性，着色较红。在腺泡腔中央常见有泡心细胞，其细胞核呈扁圆形，位置贴附在腔面，胞质着色很浅。

2. 闰管 管径甚小，由单层扁平上皮或单层立方上皮围成，周围有薄层结缔组织，有时可见闰管与泡心细胞相连续。由于闰管较长，故切片内闰管的纵、横断面较多。

3. 小叶内导管 位于小叶内，管腔稍大，为单层立方上皮，周围结缔组织渐增多。

4. 小叶间导管 位于小叶之间，管腔较大，上皮变为矮柱状细胞，周围结缔组织更多。

5. 胰岛 为散在分布于外分泌部腺泡之间的染色较浅、大小不等、形状不定的细胞团，周围被覆少量结缔组织，与腺泡相分隔。胰岛细胞呈圆形、椭圆形或多边形，相互连接成索状或团状；细胞核呈圆形，位于细胞中央。在 HE 染色标本上，胰岛细胞的胞质一般呈粉红色，不易区分。

五、示教

胰 岛

实验目的

观察 胰岛 A 细胞和 B 细胞的形态与分布。

实验材料

取猴的胰，Bouin 液固定，石蜡切片，醛品红 – 橘黄 G– 亮绿染色。

实验内容

高倍镜观察

1. A 细胞胞质颗粒为橙黄色，胞体较大，数目较少。

2. B 细胞胞质颗粒为紫色，胞体较小，数目较多，排列较密。

3. 胰岛中结缔组织纤维呈绿色。

4. 血窦中的红细胞呈红色。

（冯照善 陈金绪）

实验七　呼吸系统

呼吸系统包括鼻、咽、喉、气管、主支气管和肺。

气管及主支气管的管壁结构由内向外分黏膜（上皮、固有层），黏膜下层和外膜三层。

肺由实质和间质组成。实质可分为导气部和呼吸部。肺的导气部包括肺叶支气管、肺段支气管、小支气管、细支气管和终末支气管，随分支管径变细、管壁变薄，其组织结构也发生"三少一多"的变化，即杯状细胞、腺体和软骨由多逐渐减少至最后完全消失；平滑肌由少逐渐增多至形成完整的平滑肌层；呼吸部包括呼吸性细支气管、肺泡管、肺泡囊和肺泡，各段均有肺泡开口，相邻的肺泡借肺泡孔相通，肺泡内的气体与肺泡隔中的血管借呼吸膜（气–血屏障）进行气体交换。间质含丰富的毛细血管、弹性纤维和少量的结缔组织。

一、气管

✛ 实验目的

观察　呼吸管道三层组织结构。

✛ 实验材料

人的气管，Susa 液固定，石蜡包埋，横断切片，HE 染色。

✛ 实验内容

（一）肉眼观察

标本中蓝色半环形结构为气管软骨环，缺口侧为气管壁背侧，与食管相邻。

（二）低倍镜观察

由腔面向外分清气管三层膜结构。

1. 黏膜

（1）上皮　为假复层纤毛柱状上皮，基膜很明显（其详细结构见上皮组织）。

（2）固有层　由含细密纤维的结缔组织组成，内有弥散的淋巴组织，并有气管腺导管的纵横断面。

2. 黏膜下层　由疏松结缔组织组成，其中含有混合性腺体构成的气管腺、血管及神经等。

3. 外膜　由透明软骨和疏松结缔组织组成。在软骨环缺口处可见平滑肌纤维束，大部分为纵切面，小部分为横断面，注意与致密结缔组织相区别。此处也可见到气管腺。

（三）高倍镜观察

1. 假复层纤毛柱状上皮内的杯状细胞、梭形细胞、锥形细胞和柱状细胞游离面的纤毛清楚可见。

2. 在固有层与黏膜下层交界处可见有红染的、呈小亮点状、横断的弹性纤维层，此层属于黏膜层，可作为固有层与黏膜下层的分界。

3. 混合性腺由浆液性腺泡和黏液性腺泡组成。

二、肺

⊹ 实验目的

1. 掌握　肺呼吸部的组织结构。
2. 熟悉　肺内导气部各段结构特点及其移行变化的规律。

⊹ 实验材料

取狗的肺，先灌入 Susa 液，再将肺组织放入 Susa 液中继续固定，石蜡切片，HE 染色。

⊹ 实验内容

（一）肉眼观察

为一小块海绵样组织，大部分是肺的呼吸部，其内有大小不等的腔隙，是肺内各级支气管或动、静脉的断面。

（二）镜下观察

低倍镜、高倍镜结合观察，可见如下结构：

1. 导气部　包括小支气管、细支气管和终末细支气管。

（1）小支气管　为标本中管腔最大者。

①黏膜：

· 上皮：假复层纤毛柱状上皮。

· 固有层：位于上皮下，为较薄且较细密的结缔组织。在固有层外有平滑肌纤维。

②黏膜下层较疏松，含有少量腺体。

③外膜由散在的透明软骨片和疏松结缔组织组成。在疏松结缔组织内，有营养小支气管的小动、静脉断面。

在小支气管壁的外侧，可见到伴行的肺动脉分支。

（2）细支气管　低倍镜下，可见管腔较小，上皮是假复层或单层纤毛柱状，固有层薄，平滑肌相对增多。黏膜下层更薄，有少量腺体或无腺体。外膜软骨片变小、减少或完全消失。高倍镜下，可见上皮内有少量杯状细胞。

（3）终末细支气管 低倍镜下，可见管腔更小，腔面起伏不平。为单层纤毛柱状上皮，没有杯状细胞。平滑肌相对增多，环绕成层。无腺体及软骨片。

2. 呼吸部 包括呼吸性细支气管、肺泡管、肺泡囊和肺泡，充满在肺的导气部之间，因其各段均附有能够进行气体交换的肺泡故称呼吸部。先用低倍镜观察，再换高倍镜观察。

（1）呼吸性细支气管 因有肺泡通连，故管壁不完整。其上皮不一致，有单层纤毛柱状上皮、单层柱状上皮、单层立方上皮。仅有少量平滑肌和结缔组织围绕其周围。有时可见细支气管、终末细支气管、呼吸性细支气管、肺泡管、肺泡囊和肺泡因纵切而相通连，可据此了解它们的过渡变化。

（2）肺泡管 纵断时管腔较大、较长，管壁上有很多肺泡的开口，其管壁位于肺泡之间突向管腔的部位，呈结节状膨大，由一小束横断的平滑肌纤维及被覆在其表面的单层立方上皮组成。

（3）肺泡囊 位于肺泡管末端，为数个肺泡共同开口的地方。

（4）肺泡 为多边形或圆形薄壁囊泡，一侧开口，可通连呼吸性细支气管、肺泡管、肺泡囊。肺泡腔面衬有一层肺泡上皮细胞，相邻肺泡的上皮之间为薄的肺泡隔。高倍镜下，在肺泡隔内可见毛细血管断面，并有弹性纤维和少量胶原纤维，用特殊方法才易看清。肺泡上皮有两种细胞：①Ⅰ型肺泡细胞，又称扁平细胞。由于肺泡隔很薄，肺泡上皮与毛细血管内皮紧密相贴，两者的细胞核不易分辨，故Ⅰ型肺泡细胞无法辨认。②Ⅱ型肺泡细胞，又称分泌细胞。细胞略呈立方形，细胞核大、呈圆形，细胞顶部胞质呈泡沫状。

此外，在肺泡腔或肺泡隔内，还可见到尘细胞，为吞噬尘埃颗粒的肺泡巨噬细胞，细胞呈椭圆形或不规则形，胞质内含有大量棕黑色颗粒，即为所吞噬的尘埃颗粒，细胞核有时被颗粒遮盖以致不能看到。

（冯照善 陈金绪）

实验八　泌尿系统

泌尿系统包括肾、输尿管、膀胱和尿道。主要具有生成、储存、排出尿液和调节机体水盐代谢、酸碱平衡及内分泌功能。

肾实质由泌尿小管组成。泌尿小管又由肾单位和集合小管组成，肾单位由肾小体和肾小管组成，肾小体又分血管球和肾小囊。当血液中的小子物质流经血管球到达肾小囊囊腔形成原尿时，必须经过有孔的毛细血管内皮、基膜、足细胞的裂孔膜，这三层结构称为滤过膜。肾小管分近端小管、细段、远端小管三部分，近端小管是重吸收的主要场所，细段主要进行水和离子的交换，远端小管具有重吸收和分泌、排 K^+ 保 Na^+ 作用，并受醛固酮和抗利尿激素调节。肾球旁器由球旁细胞、致密斑等组成，球旁细胞的主要功能是分泌肾素，致密斑是 Na^+ 感受器。

一、肾

实验目的

观察　肾的结构，掌握肾小体、肾小管各段、集合小管的形态特征及其相互关系。

实验材料

人或狗的肾，Helly 氏液固定，石蜡切片，HE 染色。

实验内容

（一）肉眼观察

切片的染色深浅不同，染色较深的边缘部为皮质，其深部染色较浅者为肾锥体。有的标本可见在肾锥体旁有染色深的肾柱，为伸入锥体之间的皮质部分。

（二）低倍镜观察

1. 被膜　被覆在肾的表面，是由致密结缔组织构成的纤维膜。

2. 皮质　在被膜以下，可见大小不等、形状不一的小管断面和分布在其中的呈球形的肾小体。

皮质分为：皮质迷路和髓放线。

（1）皮质迷路　由肾小体和肾近端小管曲部、远端小管曲部构成。

肾小体呈圆球状，由血管球（毛细血管网）和肾小囊（由单层上皮构成的盲囊）组成。肾小体的周围为肾小管的断面，呈圆形、弧形等形状。

（2）髓放线　由一些平行排列的直管聚集而成，位于皮质迷路之间，包括肾近端小管直部、远端小管直部和集合小管，向外不达皮质表面，向内伸入髓质并构成肾锥体。

在皮质内有小动、静脉的断面。低倍镜下可见皮质和髓质的交界处。

3. **髓质** 主要由肾锥体组成，可见平行的直管自肾锥体底部伸向肾乳头，肾乳头突向肾小盏内。髓质包括髓袢和集合小管。细段之间有细小的血管为直小血管。

若标本切到肾锥体之间的肾柱，则构造与皮质相同。

在皮质与肾锥体之间可见较大的血管为弓形血管的断面。

（三）高倍镜观察

1. 皮质迷路

（1）肾小体 断面呈圆形，由血管球和肾小囊组成。偶见有入球微动脉和出球微动脉出入的血管极或与近端小管曲部相连的尿极。

①血管球：为一团毛细血管网。内皮、肾小囊脏层及球内系膜细胞不易分辨。

②肾小囊：分壁层和脏层。壁层为单层扁平上皮。脏层紧贴在血管球的毛细血管外面，为足细胞，与内皮细胞不易区分。脏、壁两层细胞之间为一腔隙，即肾小囊腔，容纳滤过的原尿。在肾小体附近，有时可见到入球或出球微动脉的断面。

（2）近端小管曲部 又称近曲小管，其断面数目较多，管径较粗，管腔较小，腔面凹凸不平。上皮细胞呈锥体形，细胞界限不清，细胞核圆形，细胞质嗜酸性强，细胞基部有纵纹，但不明显，细胞游离面有刷状缘（因制片关系往往不易看清）。

（3）远端小管曲部 又称远曲小管，与近曲小管相比较，其断面数目较少，管径较小，管腔较大，细胞较矮，细胞核圆形，细胞质嗜酸性较弱，细胞基部也有纵纹，但无刷状缘。

2. 髓放线

（1）近端小管直部 位于髓放线者为髓袢降支之粗段，构造与近曲小管相似。细胞界限不清楚，细胞呈立方或锥体形，胞质嗜酸性。腔面呈不规则状，有时呈一窄缝。

（2）远端小管直部 位于髓放线者为髓袢升支之粗段，与近端小管直部相比较，管腔较大，细胞较矮小，胞质嗜酸性弱，细胞核靠近腔面。

（3）集合小管 细胞立方形或柱状，细胞核位于中央，细胞界限清楚，胞质清明。

3. **致密斑** 在皮质迷路寻找有血管极的肾小体，在此处可见靠近入球微动脉或出球微动脉的远曲小管，其靠近血管极一侧的上皮细胞变高、变窄，排列整齐，细胞核密集，且靠近腔面，即为致密斑。

4. **肾锥体** 由近端小管直部、细段、远端小管直部和集合小管组成。

（1）细段 细段大部分位于髓袢降支，少部分位于髓袢升支。选择靠近肾乳头部的细段，更易观察。细段管径小，管壁为单层扁平上皮，细胞核突向管腔，细胞质染色浅，无刷状缘，细胞界限不清。观察时应注意与毛细血管区别。

（2）近端小管直部及远端小管直部　与髓放线中所见相同。

（3）集合小管　上皮细胞由立方形变为柱状，至肾乳头时细胞呈高柱状称为乳头管，开口于肾锥体顶端，与被覆在肾乳头表面的变移上皮相连。实验八泌尿系统

二、膀胱

实验目的

了解　膀胱的结构。

实验材料

兔收缩及扩张状态的膀胱，Helly 液固定，石蜡切片，HE 染色。

实验内容

（一）肉眼观察

可见充盈和空虚状态下的膀胱壁切片各一块。切片一侧着紫灰色部分为黏膜，其下方染成粉红色的是其他各层。

（二）低倍镜观察

1. 扩张状态下的膀胱

（1）黏膜　由变移上皮和固有层组成。变移上皮较薄，较平。

（2）肌层　由平滑肌组成，分为内纵、中环、外纵三层。

（3）外膜　大部分为纤维膜，由结缔组织组成。在膀胱顶部为浆膜，即在结缔组织外面被覆一层间皮。

2. 收缩状态的膀胱　与扩张状态的比较，黏膜有皱襞，上皮较厚。肌层变厚，肌纤维方向不清楚，不易分辨出三层，只有外纵平滑肌比较清楚。

三、输尿管

实验目的

了解　输尿管的组织结构。

实验材料

人的输尿管，Susa 液固定，横断石蜡切片，HE 染色。

实验内容

（一）肉眼观察

呈圆形，腔小壁厚，腔面不平整。

（二）低倍镜观察

1. 黏膜　上皮为变移上皮。上皮下面是较为致密的结缔组织形成的固有层，内含有许多血管。

2. 肌层　由平滑肌组成，标本若取自输尿管上 1/3，呈内纵、外环；若取自下 2/3，呈内纵、中环、外纵。

3. 外膜　由结缔组织组成的纤维膜。

四、示教

球旁细胞

⊣ 实验目的

观察　球旁细胞的位置及内含物。

⊣ 实验材料

小白鼠肾脏，Helly 液固定，以 Bowie 法染色。

⊣ 实验内容

高倍镜观察

入球微动脉在靠近血管球处，其中膜平滑肌细胞特化成上皮样细胞，即球旁细胞。该细胞胞核呈圆形或椭圆形。胞质较多，内含大量蓝紫色颗粒（颗粒内含什么物质，起什么作用）。

肾血管注射

⊣ 实验目的

观察　肾的血液循环。

⊣ 实验材料

动物肾，经肾动脉向肾内灌注蓝色的普鲁士蓝染料或墨汁，然后取下肾做成厚切片。

⊣ 实验内容

低倍镜观察

可见肾的血管腔内均充以墨汁，据此可了解肾的血管分布。血管球为一团丝球状的毛细血管，与入球微动脉和出球微动脉相连。

（冯照善　陈金绪）

实验九　内分泌系统

内分泌系统是机体的调节系统，由内分泌腺和分布于其他器官内的内分泌细胞组成。

内分泌细胞的分泌物被称为激素，激素按其化学性质分为含氮激素和类固醇激素两大类。内分泌腺包括甲状腺、甲状旁腺、肾上腺和垂体等，其结构特点是：腺细胞排列成索状、团状或围成滤泡状，无排送分泌物的导管，有丰富的毛细血管或毛细淋巴管。

甲状腺实质为滤泡，由滤泡上皮细胞组成，滤泡上皮细胞分泌甲状腺素；滤泡旁细胞分泌降钙素。甲状旁腺由主细胞和嗜酸性细胞组成，主细胞分泌甲状旁腺激素。肾上腺实质由皮质和髓质组成，皮质分为球状带、束状带和网状带，分别分泌盐皮质激素、糖皮质激素和性激素；髓质为嗜铬细胞，分泌肾上腺素和去甲肾上腺素。垂体分为腺垂体和神经垂体两部分，腺垂体远侧部细胞为嗜酸性细胞、嗜碱性细胞和嫌色细胞，嗜酸性细胞分泌生长激素和催乳素，嗜碱性细胞分泌多种促激素；神经垂体贮存和释放下丘脑视上核、室旁核分泌的激素。

一、脑垂体

❖ 实验目的

掌握　脑垂体各部的位置关系和结构特点，脑垂体远侧部三种细胞的形态特点。

❖ 实验材料

人脑垂体，Helly 液固定，矢状石蜡切片，Mann 氏法染色。

Mann 氏染液：1% 甲基蓝水溶液 35ml，1% 伊红水溶液 45ml，蒸馏水 100ml，混合后使用。

❖ 实验内容

（一）肉眼观察

切片呈椭圆形，染色深的部位是脑垂体远侧部，染色浅的部位是神经部，二者之间为中间部。一般标本未切到结节部。

（二）低倍镜观察

被膜位于脑垂体的表面，由结缔组织组成，分别观察各部结构。

1. 远侧部　细胞排列呈团、索状，互相连接成网。网眼之间有丰富的毛细血管。根据细胞质的染色不同将细胞分成三种：

（1）嗜酸性细胞　细胞质呈红色，体积较大。

（2）嗜碱性细胞　细胞质呈紫蓝色，体积最大。

（3）嫌色细胞　数量多，体积小，染色浅。

2. 神经部　可见大量浅粉红色的纤维为无髓神经纤维，其间较多的圆形或椭圆形的细胞核为神经胶质细胞核。还可见较丰富的毛细血管。

3. 中间部　位于神经部和远侧部之间。细胞排列成滤泡状，滤泡腔中含有红色或蓝紫色胶状物。此外也有一些排列成团或成索的细胞。

（三）高倍镜观察

1. 远侧部

（1）嗜酸性细胞　体积较大，数目较多。胞质内含有粗大的嗜酸性颗粒（颗粒分界不清），细胞核呈圆形或椭圆形，染色浅或不着色。

（2）嗜碱性细胞　体积最大，数目较少，胞质内含有嗜碱性颗粒（颗粒分界不清）。细胞核呈圆形或椭圆形，位于一侧，染色浅或不着色。

（3）嫌色细胞　体积最小，数目最多。排列成团。细胞界限不明显，细胞核呈圆形，细胞质中无特殊颗粒，故着色浅或不着色。

2. 神经部　除见到无髓神经纤维外，还可见到垂体细胞，它是神经垂体中的主要细胞。垂体细胞呈梭形或多突状，细胞核圆形或椭圆形。有的细胞的胞质内可见棕黄色色素颗粒。此外，还可见到一种圆形或椭圆形的、大小不一的、粉红色的匀质团块，即赫令体。

3. 中间部　主要由滤泡构成。滤泡壁主要由嗜碱性细胞构成，之间夹有少量嗜酸性细胞和嫌色细胞；滤泡腔内含有红色或蓝紫色胶状物。

二、甲状腺和甲状旁腺

实验目的

掌握　甲状腺的组织结构，并注意与淋巴器官的区别。

实验材料

狗或猴的甲状腺和甲状旁腺，Helly 氏液固定，石蜡切片，HE 染色。

实验内容

（一）肉眼观察

大块染成粉红色的为甲状腺，小块染成蓝紫色的为甲状旁腺。

（二）低倍镜观察

1. 甲状腺

（1）被膜　由薄层结缔组织组成。

（2）实质　由许多大小不等的滤泡构成。滤泡壁是单层立方上皮细胞，滤泡腔内充满粉红色匀质胶状物，滤泡之间的结缔组织内有丰富的血管。

2. 甲状旁腺

（1）被膜　由薄层结缔组织组成。

（2）实质　腺细胞排列成团、索状。团、索之间的少量结缔组织内有丰富的毛细血管。

（三）高倍镜观察

1. 甲状腺

（1）滤泡　滤泡壁的单层滤泡上皮细胞一般呈低柱状或立方状（随功能状态不同而有高低变化），胞质着浅色，细胞核呈圆形。滤泡腔内充满了粉红色匀质胶状物，是一种碘化的糖蛋白（甲状腺球蛋白）。

（2）滤泡旁细胞　该细胞体积较大，呈圆形或椭圆形；细胞核较大呈圆形，着色较浅，细胞质染色也较浅。细胞或嵌在滤泡壁上或成团分布于滤泡之间的间质中。

（3）间质　由结缔组织组成。位于滤泡之间。其中含有丰富的毛细血管及三五成群的滤泡旁细胞。

2. 甲状旁腺　甲状旁腺有两种细胞。

（1）主细胞　占绝大多数。细胞呈多边形，界限不易分清；细胞核呈圆形，染色质细密；胞质染色较浅。

（2）嗜酸性细胞　较少，单个或数个细胞散在于主细胞之间，细胞较大，细胞核浓缩，胞质强嗜酸性。这种细胞在人10岁后才出现，猴的甲状旁腺中可见此细胞，但猫、狗等动物中无。

三、肾上腺

⊪ 实验目的

掌握　肾上腺皮质和髓质组织结构的特点。

⊪ 实验材料

猴的肾上腺，Helly液固定，石蜡切片，HE染色。

✣ 实验内容

（一）肉眼观察

周围染色较深的是皮质，中间狭窄浅染区为髓质。

（二）低倍镜观察

1. 被膜　位于表面，由结缔组织组成。被膜外附有脂肪组织。

2. 实质

（1）皮质　位于被膜下方，由于细胞排列和染色不同依次分为三带。

①球状带：位于被膜之下，较薄，细胞排列成球团状。

②束状带：位于球状带的内方，最厚，细胞排列成条索状。

③网状带：紧靠髓质，较薄，细胞排列呈网状。

（2）髓质　位于腺体中央，较薄，染成浅棕黄色的细胞为嗜铬细胞，细胞排列成团、索状，在髓质中央还可见到中央静脉。

（三）高倍镜观察

1. 皮质

（1）球状带细胞　体积较小，呈矮柱状或立方形，细胞核圆形着色深，胞质弱嗜碱性或弱嗜酸性，含少量空泡（脂滴被溶解所致）。在细胞团之间有窦样毛细血管。

（2）束状带细胞　体积较大，呈多边形或立方形，细胞核圆形，色浅位于中央，可见双核；细胞质若嗜酸性，着色浅，含有大量空泡（脂滴被溶解所致）。在细胞束之间有窦样毛细血管。

（3）网状带细胞　体积较束状带细胞小，呈圆形或立方形，有些细胞核固缩，染色较深，细胞质中含有少量脂滴和褐素颗粒，细胞索吻合成网状，网眼中有窦样毛细血管。

2. 髓质

（1）嗜铬细胞　体积较大，呈多边形，细胞界限不清；细胞核圆形，较大，染色浅；胞质中含有棕黄色嗜铬颗粒。细胞成团、索状排列，其间夹有少量结缔组织及血管。

（2）交感神经节细胞　如在合适的切片部位，可见散在的、体积较大的细胞为交感神经节细胞，其胞质中含有细颗粒状的尼氏体，细胞核大、圆形、呈泡状，核仁清楚。

（3）中央静脉　管壁厚薄不匀，在较厚处纵行平滑肌束明显。

四、示教

甲状腺滤泡旁细胞

❖ 实验目的

观察　甲状腺滤泡旁细胞的分布。

❖ 实验材料

小狗（出生后 6 个月内）甲状腺。Buoin 固定，Grimelius 镀银方法：

1. 入 0.03% 硝酸银液，60℃，2~3 小时。

2. 还原 45 ℃，1 分钟（还原剂：间苯二酚 1g，无水亚硫酸钠 5g，蒸馏水 100ml）。

3. 脱水、透明、封固。

❖ 实验内容

（一）低倍镜观察

甲状腺滤泡被染成浅蓝色，滤泡旁细胞被染成棕黄色或棕黑色，位于甲状腺滤泡上皮细胞之间或三五成群分散在滤泡之间。

（二）高倍镜观察

甲状腺滤泡旁细胞呈椭圆形，细胞质中含有粗大棕黑色嗜银颗粒，中央不着色的圆形区域为细胞核。

（冯照善　陈金绪）

实验十 生殖系统

第一节 男性生殖系统

男性生殖系统由内生殖器和外生殖器组成，主要功能是繁衍后代和分泌性激素。

男性生殖腺为睾丸，其生精小管的生精细胞和支持细胞产生精子，睾丸间质细胞分泌雄激素。附睾、输精管、射精管和尿道具有促进精子成熟，营养、贮存和排出精子的作用。附属腺与输精管道的分泌物与精子一起组成精液。

一、睾丸与附睾

实验目的

1. 掌握 睾丸的组织结构和精子发生、睾丸间质细胞的形态特点。
2. 了解 附睾的组织结构。

实验材料

人的睾丸和附睾，Susa 液固定，横断石蜡切片，HE 染色。

实验内容

睾 丸

（一）肉眼观察

可见一个大的半圆形断面，是睾丸的一部分切片；在其一侧另有一小的圆形断面，是附睾的切片。睾丸外表面包有一层染成红色的白膜。如切片的部位适宜，则可见此膜在睾丸与附睾相接部位增厚，为纵隔。纵隔内可见一些不规则的细长裂隙即睾丸网。在附睾附近或许见到单独的小圆形管道断面，为输精管。

（二）低倍镜观察

1. 睾丸的被膜 由外向内可见。

（1）鞘膜 由单层扁平上皮和少量结缔组织组成。

（2）白膜 很厚，由致密结缔组织组成，其内侧含有血管。白膜下可见大量生精小管断面。部分标本可见鞘膜腔。

2. 睾丸的实质 小叶与小叶间隔不易辨出，可见随小叶间隔进到实质内的较大血管和许多生精小管的断面。生精小管的基部为一层粉红色的基膜，基膜以内为数层大小不等的细胞。紧贴基膜外的梭形细胞，即肌样细胞。在生精小管之间有结缔组织。

在睾丸纵隔内可见睾丸网，为一些大小不等、形状不规则的腔隙断面。

（三）高倍镜观察

1. 生精小管

（1）生精细胞　从外向内可见。

①精原细胞：位于基膜上，体积较小，呈立方形或椭圆形；细胞核呈圆形，着色稍深。有时可见丝状分裂。

②初级精母细胞：有数层细胞，体积较大，呈圆形；细胞核也较大，呈圆形，核内粗大的染色体交织呈球状。

③次级精母细胞：细胞较小，呈圆形；细胞核也较小，呈圆形，染色较深。由于其存在时间较短，在切片中不易见到。

④精子细胞：靠近管腔，有多层细胞，体积较小，细胞核圆而小，着色很深。

⑤精子：可见变态中的各期精子。在切片中可分出头和尾部。精子头呈芝麻粒形，位于管腔的表面，附于支持细胞的顶端。

（2）支持细胞　位于生精细胞之间，其基底部位于基膜上，游离面至腔面，但形态不易看清。该细胞的细胞核较大，形状不规则，多呈三角形，其长轴与基膜垂直，核内染色质着色浅，而核仁很明显。

2. 间质细胞　位于生精小管间的结缔组织内，常三五成群，细胞体积较大，呈圆形或椭圆形。细胞核圆形，多偏于一侧，着色浅，核仁明显，亦偏于一侧；胞质内含有类脂颗粒（不易见到）和棕黄色的脂褐素颗粒。`

3. 直精小管　位于小叶与纵隔交界处、生精小管和睾丸网之间。管壁上皮为单层柱状或单层立方形。偶或可见生精小管和直精小管相连处，上皮则由复层变为单层。

附　睾

（一）低倍镜观察

若切片为附睾尾部，可见许多附睾管的断面，其特点为管腔平整，管壁上皮为假复层柱状上皮，上皮细胞表面有整齐排列的静纤毛，上皮外面为结缔组织固有层，其中含有血管和薄层平滑肌。

若切片为附睾头部，则可见到睾丸输出小管的断面，管壁上皮亦属假复层柱状类型，但高柱状纤毛细胞群和低柱状分泌细胞群相间排列，以致腔面起伏不平。

注意：需把输出小管与输精管的起始端相区分，后者腔大，上皮外平滑肌较厚，由于取材的原因，此两种管道一般不会同时出现在标本中。

（二）高倍镜观察

1. 附睾管　管壁上皮为假复层柱状上皮，由两种细胞组成：一为基细胞，位于基膜上，在标本上只能见到一行排列整齐的小圆形细胞核；另一种是柱状细胞，呈高柱状，

细胞核呈椭圆形，色浅，位于基底，细胞顶端有排列整齐的静纤毛。附睾管腔中含有其分泌物及大量精子。

2. 输出小管　管壁亦属假复层柱状上皮。由两种细胞组成：一为低柱状分泌细胞，一为高柱状纤毛细胞，前者细胞顶端可见泡状分泌物，后者可见纤毛。两种细胞群相间排列，使腔面起伏不平。

二、输精管

实验目的

了解　输精管的构造特点，能区别输精管和输尿管。

实验材料

人输精管，Helly 液固定，横断石蜡切片，HE 染色。

实验内容

（一）肉眼观察

为一圆形断面。管壁甚厚，中央有窄腔，腔面蓝色部分为黏膜上皮。

（二）低倍镜观察

1. 黏膜　如切片是壶腹部，皱襞很多。如切片为盆腔部，则皱襞较少。上皮为假复层柱状。固有层很薄。

2. 肌层　很厚，占管壁厚度的大部分。平滑肌纤维排成三层：内、外纵行较薄，中层环行很厚，是其特点。

3. 外膜　由疏松结缔组织组成，其内有较多血管。

（三）高倍镜观察

上皮为假复层柱状，较附睾上皮为矮，细胞表面静止纤毛或有或无。固有层中有较多弹性纤维和血管。

三、前列腺

实验目的

了解　前列腺的组织结构特点。

实验材料

人前列腺，Susa 液固定，石蜡切片，HE 染色。

➕ 实验内容

（一）肉眼观察

切片中央可见"<"形裂隙为尿道前列腺部之横断面。其右方有一裂隙是前列腺囊，囊之两侧还可见色深的射精管断面。这些管道周围见有大小不等，形状不一的许多小腔隙，即前列腺腺泡，其余红色部位是结缔组织和平滑肌，统称为隔。

（二）低倍镜观察

腺泡腔较大，可见上皮及结缔组织呈许多皱襞伸入腔内，致使腔面起伏不平。上皮形态不一，可为假复层柱状、单层柱状或单层立方。有些腺泡内含有前列腺凝固体，为染成红色的圆形物质，呈同心圆排列。腺泡之间的隔，由结缔组织和平滑肌组成，平滑肌走行不一，含量丰富。

（三）高倍镜观察

可见腺上皮细胞胞质游离端有染成红色的分泌小滴。

四、示教

人精液涂片

➕ 实验目的

了解　人精子形态结构。

➕ 实验材料

将人精液涂成薄片，绍氏染色（左）与 HE 染色（右）。

➕ 实验内容

镜下观察

精子头部呈椭圆形，芝麻粒状，染为蓝紫色，顶体部色稍浅；尾部细长，呈蓝色，占精子全长的大部分。

第二节　女性生殖系统

女性生殖系统由内生殖器和外生殖器组成，主要功能是繁衍后代和分泌性激素。

女性生殖系统由卵巢、输卵管、子宫、阴道和外生殖器组成。卵巢皮质内的原始卵泡自青春期开始经过生长卵泡、成熟卵泡并排卵。卵泡内的卵母细胞也由初级卵母细胞完成两次成熟分裂后产生了成熟的卵细胞。排卵后的卵泡壁和卵泡膜发育成黄体细胞，分泌孕激素和雌激素。输卵管输送生殖细胞，是受精场所。子宫是产生月经和孕育胎儿的器官。自青春期起，在卵巢激素的作用下，子宫内膜功能层出现周期性的坏死、剥脱、出血、修复和增生，称为月经周期。子宫内膜的周期性变化一般分为月经期、增生期和分泌期三期。乳腺产生乳汁，哺育婴儿。

一、卵巢

实验目的

掌握 卵巢的结构和卵泡发育过程的结构变化。

实验材料

猫的卵巢，Susa液固定，石蜡包埋，横断面切片，HE染色。

实验内容

（一）肉眼观察

切片略近卵圆形。

1. 皮质 为卵巢周围着色较深的宽部分，其内可见大小不等的空泡，是发育中卵泡的切面。此外，在卵巢标本中可见到体积较大染成浅红色的圆形结构，是妊娠黄体的切面。

2. 髓质 为卵巢中央着色较浅的狭窄部分。切片一侧与卵巢系膜相连处为卵巢门。

（二）低倍镜观察（必要时可结合高倍镜观察）

1. 被膜 包围在皮质的外面，从外向内：

（1）上皮 单层扁平上皮。

（2）白膜 由薄层致密结缔组织组成，细胞多，纤维少，梭形细胞较整齐地平行排列于卵巢表面。

2. 皮质 占卵巢结构的大部分，由各期发育的卵泡、黄体和富于细胞的结缔组织组成。先重点观察各期发育的卵泡：

（1）原始卵泡 在靠近被膜下的皮质部分，有大量的原始卵泡，由一个圆形的初级卵母细胞和一层扁平的卵泡细胞组成。初级卵母细胞体积大；细胞核大，圆形，呈空泡状，核仁明显；细胞质内有卵黄颗粒（因制片的原因，此颗粒不易分辨）。卵泡细胞呈扁平形，包绕在初级卵母细胞周围，细胞的界限不易分清，只能见到染色较深的扁圆形细胞核。

（2）生长卵泡 位于原始卵泡的下方（皮质稍深处），体积增大，可分为初级卵泡和次级卵泡，适当选择发育不同时期的卵泡观察。

①初级卵泡：较早期的初级卵泡，其体积较原始卵泡稍大，初级卵母细胞开始增大，

卵泡细胞呈单层立方形或单层柱状，透明带逐渐形成。

稍后期的初级卵泡，其体积增大，初级卵母细胞增大，卵泡细胞呈多层立方细胞，透明带明显。梭形基质细胞围绕卵泡形成卵泡膜。

②次级卵泡：寻找一个含有卵丘和卵细胞的次级卵泡进行观察。

·初级卵母细胞：体积稍增大。包在初级卵母细胞周围的是透明带，为一层较厚的嗜酸性膜。再外是放射冠，它是一层柱状的卵泡细胞，有细突起呈辐射状伸达透明带。

·卵泡细胞：分裂繁殖成多层，细胞界限不清，只见到密集排列的圆形细胞核，又称颗粒细胞。卵泡细胞之间出现大小数目不等的腔，并由许多小腔融合成一个大腔，即卵泡腔，其内充满卵泡液。卵泡细胞也被分为两部分，形成放射冠的卵泡细胞，它们包围在初级卵母细胞周围，并与之共同突入卵泡腔，形成小丘状的卵丘。包围在卵泡腔内表面的数层卵泡细胞称颗粒层。

·卵泡膜：开始由卵泡周围的结缔组织细胞组成，以后逐渐分化为两层。内膜层位于颗粒层周围，由较大的多边形或梭形细胞组成，细胞核呈圆形或卵圆形，其间有较多毛细血管。外膜层位于内膜层之外，仍由梭形基质细胞构成。

（3）成熟卵泡　体积更大，位于卵巢表面。可见卵泡腔增大，腔内充满卵泡液，在固定切片上呈粉色的细小颗粒。初级卵母细胞及卵丘被挤到卵泡的一端。透明带和放射冠更明显。卵泡膜发育充分，内膜层细胞内充满小脂滴，毛细血管丰富。

再观察以下结构：

①闭锁卵泡：可发生在发育各期的卵泡，若发生在初级卵泡，则初级卵母细胞萎缩，细胞失去圆形，细胞核也变形；卵泡细胞也发生萎缩。若发生在次级卵泡，初级卵母细胞发生萎缩，而周围的透明带则凹陷成一嗜酸性物质，卵泡腔缩小；颗粒细胞分散，细胞核固缩，其外有时可见着色浅、体积较大的细胞环绕周围，是肥大的卵泡膜内层细胞。

②间质腺：生长卵泡退化后，其周围肥大的卵泡膜内层细胞成团地分散在结缔组织中，称为间质腺。细胞体积较大，多边形，细胞核圆形，细胞质呈空泡状，着色较浅。

③妊娠黄体：体积很大，其外有结缔组织被膜，与周围组织分界清楚，其内黄体细胞的体积也大，胞质着色较深，含有黄色的脂褐素。细胞之间有丰富的毛细血管。

3. 髓质　由疏松结缔组织组成，内有许多大小不等的血管，在卵巢门的附近有一些平滑肌。

二、输卵管

实验目的

1. 了解　输卵管的组织结构。

2.能与输精管、输尿管相鉴别。

实验材料

人输卵管的壶腹部，Susa 液固定，石蜡包埋，横断面切片，HE 染色。

实验内容

（一）肉眼观察

输卵管的横切面略呈圆形，其中染色较深的是黏膜，此外与输卵管一侧相连的结构是输卵管系膜。

（二）低倍镜观察

1.黏膜　皱襞很多，管腔几乎被分支的皱襞充满，只留一裂隙。黏膜上皮是单层柱状。上皮下面是固有膜，由结缔组织组成，其中含有较多的血管，可见到固有膜伸入皱襞内。

2.肌层　由平滑肌组成，内层环行，外层纵行。纵行肌排列很分散，其周围充满大量的结缔组织和血管。

3.浆膜　单层扁平上皮被覆在输卵管最外面，其下为少量结缔组织。

（三）高倍镜观察

输卵管的柱状上皮由两种细胞组成：一种是纤毛细胞，胞核呈圆形或椭圆形，染色较浅，细胞游离面有纤毛（如纤毛看不清楚，可根据核的特点来区别）；另一种是分泌细胞，位于纤毛细胞之间，着色较深，游离面没有纤毛，胞核呈长圆形，染色也较深。

三、子宫（增生期）

实验目的

掌握　子宫的结构及增生期的子宫内膜的组织结构。

实验材料

人的子宫，Susa 液固定，石蜡包埋，横断面切片，HE 染色。

实验内容

（一）肉眼观察

表面染成紫色的一层是黏膜，染成粉红色很厚的部分是肌层。

（二）镜下观察

1.子宫内膜

（1）单层柱状上皮　由分泌细胞和少量纤毛细胞组成（但纤毛很难看清）。

（2）固有层　含子宫腺，是管状腺，腺底部稍弯曲。固有层内含大量基质细胞，呈梭形或星形，细胞核卵圆形；固有层内也含有较多血管。增生期子宫的固有膜不太厚，血管不多、也未充血；腺体较小、较直，腔内未见分泌物。

仔细观察，可将固有层分为界限不明显的两层：功能层靠腔面，较厚，腺体的断面较少，多数是纵切面，基质细胞较分散，着色稍浅；基底层，靠肌层，较薄，腺体的断面较多，多是横断或斜断面，基质细胞较密集，着色较深。

2. 子宫肌层　很厚，由成束的平滑肌组成，肌束之间有少量结缔组织。肌束走向较乱，互相交织，肌层分层不明显。由内向外大致分为三层：黏膜下层、中间层和浆膜下层。

（1）黏膜下层和浆膜下层　较薄，主要为纵行的平滑肌束。

（2）中间层　较厚，以环行的为主的平滑肌束，有较大的血管穿行其间。

3. 子宫外膜　在子宫底部和体部，为浆膜，其余部位为纤维膜。

四、子宫（分泌期）

⊪ 实验目的

掌握　分泌期子宫内膜的结构特点，并与增生期进行比较，从而加深对子宫内膜周期变化的理解。

⊪ 实验材料

人子宫，Susa 液固定，石蜡包埋，HE 染色。

⊪ 实验内容

低倍镜观察

分泌期子宫内膜厚度增加，间质水肿，螺旋小动脉增多。

五、示教

乳腺（静止期）

⊪ 实验目的

了解　静止期乳腺的结构特点。

⊪ 实验材料

人的乳腺，10% 福尔马林固定，石蜡包埋，垂直于乳头的切片，HE 染色。

实验内容

低倍镜观察

静止期乳腺的结构大部分是结缔组织，胶原纤维相当粗大，其中也见血管的断面和脂肪细胞。乳腺小叶较分散。小叶是由腺泡、导管和较多的结缔组织组成，但腺泡和导管不易区分。导管的腔较大，而腺泡则是腔小或没有腔的一团细胞。

白　　体

实验目的

了解　白体的结构。

实验材料

人的卵巢（含白体），Helly 液固定，石蜡包埋，横断切片，HE 染色。

实验内容

低倍镜观察

整个白体的表面包裹着结缔组织的被膜，结缔组织伸入白体内将白体分割成一些小区。小区周边的结缔组织细胞着色浅，另外，在大的白体附近尚可见较小的白体切面。选择一合适部位进一步观察白体的微细结构。

（冯照善　陈金绪）

实验十一 眼和耳

眼是视觉器官，由眼球和眼附器构成。眼球由眼球壁和内容物两部分组成。眼球壁自外向内分为纤维膜、血管膜、视网膜三层。纤维膜由前部的角膜和后部的巩膜构成。角膜由外向内分为角膜上皮、前界层、角膜基质、后界层、角膜内皮五层。血管膜自前向后分为虹膜、睫状体、脉络膜三部分。虹膜自前向后分前缘层、虹膜基质、上皮层三层。虹膜基质有瞳孔括约肌；上皮层有瞳孔开大肌。视网膜由外向内分为色素上皮层、感光细胞层、双极细胞层和节细胞层。感光细胞包括视杆细胞和视锥细胞。视杆细胞感受弱光；视锥细胞感受强光和辨别颜色。视神经盘无感光细胞又称生理性盲点。黄斑是视觉最精确、敏锐的部位。房水、晶状体和玻璃体。眼附器包括眼睑、眼肌、泪腺和泪道等。

耳由外耳、中耳和内耳三部分组成。外耳和中耳传导声波，内耳由骨迷路和膜迷路组成，膜迷路内有感受器。壶腹、椭圆囊和球囊斑的黏膜增厚、突起形成其黏膜上皮，分别称壶腹嵴、椭圆囊斑和球囊斑，是味觉感受器。壶腹嵴由支持细胞和毛细胞两种细胞组成。毛细胞有烧瓶状和柱状两型，位于支持细胞之间，壶腹嵴能感受头部的旋转变速运动。椭圆囊斑和球囊斑由支持细胞和毛细胞组成，毛细胞伸入位砂膜中，位觉斑能感受直线变速运动及静止状态下的位置觉。螺旋器为听觉感受器，由支持细胞和毛细胞组成，支持细胞主要有柱细胞和指细胞，毛细胞坐落在指细胞顶部。

一、眼球

▓ 实验目的

1. 掌握 眼球壁的组织结构（重点为角膜、虹膜、睫状体及视网膜）。
2. 了解 导光体，特别是晶状体的结构与功能。

▓ 实验材料

人眼球，HE 染色。

▓ 实验内容

（一）肉眼观察

眼球为一个球形器官，前部稍向前凸起，后部有视神经。从外向内眼球壁由三层膜组成。

1. 纤维膜 位于眼球最外面，染成红色。

2. **血管膜** 位于纤维膜内面，呈棕黑色的膜。

3. **视网膜** 位于血管膜内面。

（二）低倍镜观察（必要时可结合高倍镜观察）

1. 眼球壁

（1）纤维膜 分为两部分：

①角膜：位于眼球前部，稍向前凸起。

②巩膜：位于眼球后部，其前部表面被覆有球结膜。二者移行处称角膜缘。

（2）血管膜 分为三部分：

①脉络膜：位于眼球后部，紧贴巩膜内面。

②睫状体：为脉络膜向前增厚的部分。

③虹膜：由睫状体再向前，游离于角膜之后、晶状体之前的薄膜，其中央空隙是瞳孔。

（3）视网膜 分为两部分：

①视网膜视部：位于脉络膜内面。

②视网膜盲部：紧贴于睫状体与虹膜内面。

2. 导光体 由角膜、房水、晶状体和玻璃体组成：

（1）前房和后房 前房是指角膜之后、虹膜与晶状体之前的空隙。后房是指虹膜之后、玻璃体之前及睫状体与晶状体之间的空隙。

（2）晶状体 位于虹膜和瞳孔之后、玻璃体之前，为染成红色的椭圆体。

（3）玻璃体 位于晶状体与视网膜之间（标本中不易分辨）。

3. 眼球后部 由外向内观察。

（1）巩膜 由致密结缔组织组成，纤维束之间可见成纤维细胞及少量色素细胞。

（2）脉络膜 在巩膜内面，是富有大量色素细胞及血管的疏松结缔组织。在脉络膜与视网膜相接处为一层均匀一致染成粉红色的薄膜，称为玻璃膜。

（3）视网膜视部 即通常所指的视网膜。在脉络膜内面，由四层细胞组成。从外向内依次为：色素上皮层、视细胞层、双极细胞层和节细胞层。但在普通染色标本上不易观察各层细胞的完整形态，只可辨认十层结构。

①色素上皮层：位于视网膜最外层，为一层含有黑色素的立方矮柱状上皮。

②视杆视锥层：由染成粉红色的许多纤维状和锥状突起组成，它们是视杆细胞和视锥细胞的外侧胞突。

③外界膜：为一层无结构的粉红色薄膜。

④外胞核层：在外界膜之内，可见许多胞核聚集成层，为视杆细胞和视锥细胞的胞体所在。

⑤外网织层：为粉染的纤维状网，是胞突相接处。

⑥内胞核层：外网织层内许多细胞核聚集成层的细胞为双极细胞、支持细胞及联络细胞（包括水平细胞及无长突细胞）。

⑦内网织层：呈粉红色的纤维状网，为胞突相接处。

⑧节细胞层：数目较少、体积较大的节细胞的胞体，内含大而圆的泡状核，核仁明显，细胞质内可见尼氏体。

⑨视神经纤维层：由粉红色细长纤维组成，是节细胞的轴突沿视网膜向视神经乳头集中而形成。

⑩内界膜：位于视网膜最内层，为一层无结构的粉红色薄膜。

4.**眼球前部**　角膜：由前向后分为五层：

①角膜上皮：为复层扁平（鳞状）上皮，其特点为基部平整，表面不角化，不含色素。

②前界膜：为一层均质的染成粉红色的薄膜。

③角膜基质：由大量与表面平行排列的胶原板层组成，其纤维与巩膜纤维相延续。胶原板层间有少量扁平的成纤维细胞。此层内无血管为其特点。

④后界膜：也是一层匀质粉染的薄膜。

⑤角膜内皮：在角膜最内面，为一层扁平上皮。在角膜外缘，可见巩膜表面出现一层疏松结缔组织，外被复层鳞状上皮，该上皮与角膜上皮相连，此处即为球结膜。

二、内耳

⊩ 实验目的

了解　蜗管在耳蜗内的位置关系，重点了解螺旋器的组织结构及其功能意义。

⊩ 实验材料

豚鼠内耳，HE 染色。

⊩ 实验内容

（一）肉眼观察

标本呈不规则形状断面。近切片中央为耳蜗，断面呈锥体状。在耳蜗断面的四周染成红色部分，为颞骨的断面以及半规管、前庭所在部位。

耳蜗：为重点观察内容。

（二）低倍镜观察

1.**蜗轴**　耳蜗中央是由海绵骨构成的蜗轴，其底大顶小，内有血管和耳蜗神经穿行。蜗轴海绵骨突入蜗管内侧形成骨螺旋板，在基部（近蜗轴处）有成群的神经元，即螺旋神经节。节细胞为双极神经元，其树突分布于螺旋器的听觉细胞上，其轴突组成耳蜗神经。

2. 耳蜗 蜗轴两侧各有三四个圆形断面即耳蜗切面。每个耳蜗断面都被螺旋板分为上下两部分：上为前庭阶，下为鼓室阶。

选择一结构完整的耳蜗断面观察，靠近蜗轴部分为内侧，远离蜗轴部分为外侧。由蜗轴突出的骨螺旋板和外侧的膜螺旋板共同形成一个隔。由骨螺旋板斜向外上至耳蜗外侧壁有一薄膜是前庭膜。这样耳蜗被分成三部分：在螺旋板上外侧的三角形腔，即膜蜗管。

膜蜗管的上面为前庭阶，下面是鼓室阶。前庭阶和鼓室阶属于骨迷路，膜蜗管属于膜迷路。前庭阶和鼓室阶的腔面皆被覆以单层扁平上皮。膜蜗管由上壁、外壁及下壁三个部分组成：

（1）上壁 是前庭膜，膜的两面各为一层扁平细胞所被覆，细胞界限不清楚，只可见到椭圆形细胞核。两层上皮之间有少量结缔组织。

（2）外壁 即耳蜗外壁之一部分。此处骨膜增厚，形成螺旋韧带。螺旋韧带表面被覆有假复层或复层柱状上皮。

（3）下壁 由骨螺旋板和膜螺旋板组成。在膜螺旋板上有螺旋器（即听器，或柯蒂氏器）。骨螺旋板外缘伸出上下两突，上面的突向前庭阶叫前庭唇，下面的突向鼓室阶叫鼓室唇。由前庭唇向外伸出一个匀质红染的膜，即盖膜。生活时盖膜与下面螺旋器的毛细胞接触；标本中的盖膜因固定收缩而卷折弯曲，远离螺旋器。

（三）高倍镜观察

选择一结构典型的蜗管断面，观察下列结构：

1. 上壁 即前庭膜，与低倍镜下所见相同。

2. 外壁 螺旋韧带内层纤维较疏松，内含血管。螺旋韧带表面的复层柱状上皮内含有毛细血管，故该处上皮又名血管纹。

3. 下壁 骨螺旋板内有平行纤维穿行，染色较深的是螺旋神经节细胞的树突，并由骨螺旋板基部进入螺旋器，分布至感觉细胞。膜螺旋板与骨螺旋板相连，分为基底膜、蜗管面和鼓室阶面：

（1）基底膜 位于中间，又称固有层，其中有从蜗轴向外呈放射状走行的胶原纤维，染成红色，即听弦。

（2）鼓室阶面 位于基底膜下，表面被覆一层内皮细胞，细胞界限不清，只可见细胞核。

（3）蜗管面 位于基底膜上，由各种细胞组成螺旋器。须重点观察：

①柱细胞：在盖膜下面，有两排呈乙字形的细胞；内侧者称内柱细胞，外侧者称

外柱细胞。其基部较宽，含有圆形的细胞核。因胞质内含有成束微管，故染色很深。此两排细胞上、下端相嵌合，中间分离而形成三角形腔道称内隧道。有时见有神经纤维穿过。

②内指细胞：为内柱细胞内侧的一行细胞。位于基膜上，细胞核位于细胞中部。

③内毛细胞：位于内指细胞上方，呈烧瓶状，着色较深，顶端有排列整齐的听毛（不易看清）。

④外指细胞：在外柱细胞外侧，位于基膜之上，排成 3~5 列。细胞呈柱状，细胞核位于中部。

⑤外毛细胞：位于外指细胞上方，染色稍深，细胞呈柱状，细胞核居细胞中部。顶端也有排列整齐的听毛。

在内、外指细胞的内、外侧还有许多其他种类的细胞，兹不赘述。

（冯照善　覃淑云　陈金绪）

实验十二 人体胚胎学总论

胚胎学主要是研究受精卵发育成新个体的过程及其机制的科学，研究内容包括生殖细胞发生、受精、胚胎发育、胚胎与母体关系、先天性畸形等。

人体胚胎学总论部分讲述生殖细胞和受精，卵裂、胚泡形成，植入和胚层形成，胚体形成和胚层分化，胎膜和胎盘。即受精到第八周末发育时期，包括胚前期和胚期。实验课中，以观察模型、陈列室实物标本及录像进一步了解人体发生的过程。

实验目的

1. 掌握 受精的概念、地点、过程和意义，卵裂、胚泡形成及植入概念、地点、条件、过程，胎盘的结构和功能。

2. 了解 原条及三胚层的形成与分化，胚体的形成过程，胎膜的组成和演变，双胎、多台和联胎的形成。

实验材料

胚胎早期发生教学录像、胚胎早期发育各时期模型、实物标本、胚盘、子宫、胎盘模型。

实验内容

1. 受精卵、卵裂、桑葚胚、胚泡模型（第1周） 精子穿入卵子，此时，精子和卵子的细胞核分别被称为雄性原核和雌性原核。两个原核在细胞中部靠拢，随即核膜消失，染色体相混形成受精卵。受精卵进行细胞分裂，称卵裂；分裂形成的细胞称卵裂球；第3天形成一个12~16个卵裂球组成的实心胚称桑椹胚；桑椹胚细胞进一步分裂为囊状的胚泡，由滋养层、内细胞群和胚泡腔三部分构成。

2. 植入过程模型 胚泡于受精后第6~7天至第11~12天逐渐埋入子宫内膜，即植入。

3. 两胚层胚盘模型（第2周） 胚泡内细胞群继续发育、分化形成内胚层和外胚层。外胚层与极端滋养层之间形成一腔，即羊膜腔；内胚层周缘向下延伸围成一囊，即卵黄囊。羊膜腔的底与卵黄囊的顶紧密相贴的内、外胚层形成圆盘状结构，即两胚层胚盘，它是人体发生的原基。滋养层增殖分化为合体滋养层、细胞滋养层和胚外中胚层。

4. 三胚层胚盘模型（第3周）

（1）原条及中胚层形成 两胚层胚盘尾端中线外胚层细胞增殖，形成一条纵行的细胞索，即原条。其头端膨大，称为原结。原结细胞在内、外胚层之间向头端长出一细胞索，即脊索。原条细胞增殖并在内、外胚层之间形成中胚层。内胚层、中胚层及外胚层形成三胚层胚盘。在胚的头、尾端各有一圆形区无中胚层，分别称之为口咽膜和泄殖腔膜。

（2）神经管的形成　脊索诱导外胚层增厚，称之为神经板。神经板凹陷发育为神经褶和神经沟。神经沟从颈部向头、尾侧闭合形成神经管。

（3）轴旁中胚层、间介中胚层和侧中胚层的形成　神经管两侧的中胚层依次分化为轴旁中胚层、间介中胚层和侧中胚层三部分。侧中胚层围成胚内体腔，并与胚外体腔相通。

5. 胚体形成模型（第 4~8 周）

（1）第 4 周时，各部分生长速度不均衡。胚体由扁盘状变成圆柱状。圆柱状胚体形成的结果：胚体凸入羊膜腔，浸泡于羊水中；体蒂和卵黄囊连于胚体腹侧脐处，外包羊膜，形成原始脐带。

（2）第 5 周时，肢芽出现，脐带伸长。

（3）第 6 周时，上肢芽已分化为臂及手，手部呈扇形，眼已出现。

（4）第 7 周时，上肢已分化出上臂、前臂和手，手部出现手指。

（5）第 8 周时，脸部已具人脸形，足趾出现。外阴可见，性别还不能分辨。

6. 胎膜、胎盘及蜕膜等模型

（1）胎膜　包括绒毛膜、羊膜、卵黄囊、尿囊和脐带。

①绒毛膜：由滋养层与胚外中胚层组成。与包蜕膜相贴的绒毛逐渐退化消失，称为平滑绒毛膜。基蜕膜处的绒毛生长茂密，称为丛密绒毛膜，参与胎盘构成。

②羊膜：由羊膜上皮与胚外中胚层组成。羊膜在胚胎的腹侧包裹体蒂，形成原始脐带。

③脐带：连于胎儿脐部与胎盘之间。是由羊膜包裹体蒂、脐动脉和脐静脉、卵黄囊和尿囊遗迹形成的条索状结构。

（2）胎盘的结构　胎盘由胎儿的丛密绒毛膜和母体的基蜕膜组成。足月胎儿的胎盘呈圆盘状，中央厚周边薄。胎盘的胎儿面呈灰白色，中央或略偏连有脐带，表面光滑覆盖羊膜，透过羊膜可见呈放射状走行的脐血管分支。胎盘的母体面较粗糙，表面为剥离后的基蜕膜，凹凸不平，呈暗红色，可见 15~30 个由浅沟分隔的胎盘小叶。

（3）蜕膜　胚泡植入后，子宫内膜更名为蜕膜，分为基蜕膜、壁蜕膜和包蜕膜三部分，基蜕膜参与胎盘的形成。

7. 陈列室胚胎发育各阶段及一些畸形实物标本。

8. 播放人体胚胎早期发育教学录像。

（覃淑云）

实验十三 颜面、四肢的发生与消化、呼吸系统的发生

颜面发生及口、鼻分隔、四肢的发生，原肠的形成和分化、食管、胃和肠的发生、呼吸系统的发生。

实验目的

1. 掌握 颜面形成、口鼻分隔及常见畸形，咽囊的演变，胃、肠的发生。
2. 了解 肝、胰的发生，呼吸系统的发生。

实验材料

1. 颜面形成模型。
2. 口鼻分隔模型。
3. 原始消化管模型。
4. 咽囊演变模型。
5. 胃发生模型。
6. 中肠袢模型。
7. 肝憩室与胰的发生模型。

实验内容

（一）颜面形成模型

1. 模型Ⅰ 胚胎第4周，在头部两侧发生四对柱状弓形隆起，称鳃弓。鳃弓之间的凹陷称鳃沟。第一对鳃弓腹端分枝形成上颌隆起及下颌隆起。在下颌隆起的下方，依次为第二对鳃弓、第三对鳃弓及第四对鳃弓。

此时胚的颜面由五个突起组成：上方较大的为额鼻隆起，两侧有一对上颌隆起和一对下颌隆起。正中被五个突起所包围的凹陷为口凹，它的底为口咽膜，此时已部分破裂。在额鼻隆起下缘两侧的外胚层已增厚，形成一对鼻板，此时已凹陷为鼻窝。

2. 模型Ⅱ～Ⅳ 由于鼻窝的形成，额鼻隆起的下缘出现4个小突起，即2个外侧鼻隆起和2个内侧鼻隆起。此时口咽膜已破裂，可见口凹与鼻窝间有相通沟。在第一鳃沟两侧，即第一对鳃弓及第二对鳃弓的组织发生隆起，成为耳壳的始基，而第三对鳃弓和第四对鳃弓逐渐退化。

3. 模型Ⅴ～Ⅵ 额鼻隆起：上缘发育为前额，下缘正中发育为鼻梁和鼻尖，鼻孔由向前转为向下；内侧鼻隆起：向内靠拢形成人中和上唇正中；外侧鼻隆起：发育为

鼻外侧壁和鼻翼；上颌隆起已与同侧外侧鼻愈合形成：上颌、上唇外侧；上颌隆起已与外侧外侧鼻愈合形成：鼻泪管；两侧下颌隆起向中线靠拢愈合形成：下唇、下颌。

（二）口鼻分隔模型

1. 正中腭突 两内侧鼻隆起愈合向原始口腔长出一个短小突起，演化为腭的前部。

2. 外侧腭突 左上颌隆起和右上颌隆起内面生出的一对板状突起，称外侧腭突，二者在中线愈合，形成硬腭、软腭、悬雍垂，将口凹分隔成鼻腔与口腔。额鼻隆起在口凹内形成一垂直板，称鼻中隔。鼻中隔与外侧腭隆起愈合，将鼻腔分隔成左右两个孔道。

3. 主要畸形 唇裂、面斜裂、腭裂发生的原因。

（三）原始消化管模型

上端大的开口与口凹外胚层相延续。此时前肠的前端背腹面变扁，两侧变宽形成膨大的漏斗形咽。咽的前端较宽，后端较窄并与食管相延续，其两侧向外膨出，形成四对囊状突起，称咽囊。第四对咽囊水平以下，咽尾端向腹面突起的盲管，即为喉气管芽（呼吸系统发生的原基）。食管以下的梭形膨大部为胃，下端为十二指肠，已有肝突、背胰、腹胰形成。从十二指肠到卵黄蒂以上的肠将来形成空肠及回肠的一部分。从卵黄蒂以下的肠及后肠将来形成回肠的一部分及大肠。后肠尾端的膨大处为泄殖腔，其腹侧与尿囊相连，背外侧有中肾管通入。

（四）咽囊演变模型

第一对咽囊向两侧延伸形成咽鼓管及鼓室。腮膜分化为鼓膜，腮沟分化为外耳道。
第二对咽囊形成腭扁桃体的上皮和隐窝。
第三对咽囊分背、腹部分，腹侧支形成胸腺，背侧支形成下一对甲状旁腺。
第四对咽囊分出背、腹部分，腹侧支退化，背侧支形成上一对甲状旁腺。

（五）胃发生模型

胃的发生：第4周胃为直管开始变梭形，由于胃壁生长速度不等而形成胃大弯与胃小弯，胃已沿纵轴作90°旋转。胃小弯已转向右侧，胃大弯已转向左侧。胃背系膜向左侧膨出，开始形成网膜囊。

（六）中肠袢模型

1. 第5周人胚，可见"U"形中肠袢形成，袢顶部借卵黄蒂与卵黄囊相连，由卵黄蒂到十二指肠的一段为头支，尾端的一段叫尾支，肠袢系膜中的血管为肠系膜上动脉。

2. 小肠袢旋转

（1）第6周，生理性脐疝形成的同时以肠系膜上动脉为中轴，逆时针转90°，头支由上转到胚体右侧，尾支由下转到左侧，肠袢已伸长，尾支上的囊状膨大为盲肠突。

（2）肠袢退回腹腔的同时以肠系膜上动脉为轴逆时针转180°，头支自胚体的右侧转向左侧。尾支自胚体的左侧转向右侧；盲肠从右上方降至右髂窝处，阑尾形成，升结肠与横结肠形成。降结肠与乙状结肠已移向左侧，直肠位于盆腔中，其下端的肛膜此时仍未破裂。

（七）肝憩室与胰的发生模型

约第 4 周末，在十二指肠腹面肝憩室已分为向头支的肝管及向尾支的胆囊。在肝憩室的基部有一突起为腹胰。十二指肠背壁上的突起为背胰。约在胚第 5 周，胆囊与肝管进一步发育，背胰增大，腹胰开始转位。第 6 周至第 6 周半，背、腹胰已合并。

（覃淑云）

实验十四 泌尿系统和生殖系统的发生

泌尿系统和生殖系统主要器官肾和生殖腺均起源于间介中胚层。泌尿系统发生主要讲述肾和输尿管发生、膀胱及尿道发生、泌尿系统发生常见畸形，生殖系统发生主要讲述睾丸和卵巢发生、生殖管道发生及演变、生殖系统发生常见畸形。实验课观察模型，加深认识后肾、尿道发生、睾丸和卵巢发生、生殖管道发生。

╬ 实验目的

1. 掌握 后肾的发生及泄殖腔的分隔，生殖腺的发生和生殖管道的演变。
2. 了解 前肾、中肾的发生。

╬ 实验材料

1. 第 4 周人胚模型。
2. 第 8 周人胚模型。
3. 第 12 周女胎模型。
4. 第 14 周男胎模型。

╬ 实验内容

（一）第 4 周初模型

1. 第 4 周初模型 I 生肾索和前肾的发生：随着胚体侧褶的形成，间介中胚层逐渐向腹侧移动，并与体节分离，形成两条纵行索状结构为生肾索，可见由生肾索发育而来的前小肾和前肾管。

2. 第 4 周末模型 II 生肾索继续增大，从胚体后壁突向体腔，形成一对纵行隆起，称尿生殖脊，是肾、生殖腺、生殖管道发生的原基。尿生殖脊进一步发育，中部出现一条纵沟，外侧部长而粗，为中肾脊，内侧部短而细，为生殖腺脊。可见中肾脊有中肾小管和中肾管发生。最终中肾大部分退化，仅留下中肾管和尾端小部分中肾小管。

3. 第 5 周模型 后肾起源于：输尿管芽和生后肾原基。中肾管在通入泄殖腔前，中肾管的背外侧壁突起形成输尿管芽。输尿管芽顶端包绕着生后肾原基，两者共同组成后肾。输尿管芽演变成：输尿管、肾盂、肾盏、集合小管。生后肾原基演变为肾单位、肾小管。

尿囊和后肠之间的间充质将形成尿直肠隔，将泄殖腔分隔为背侧的直肠和腹侧的尿生殖窦两个部分。

（二）第 8 周人胚模型

1. 肾和生殖腺发生 中肾大部分已退化，其尾端及生殖腺附近可见一条引带。取下左中肾及生殖腺的腹侧半，可见中肾小管、中肾管和初级性索（将分化为睾丸）。取下右侧中肾及生殖腺的腹侧半，可见多数细胞团，为次级性索形成的原始卵泡（将分化为卵巢）。该模型可见尿生殖窦分化而来的膀胱和尿道。

2. **中肾管及中肾旁管的发生**　中肾管下行开口于膀胱三角；中肾旁管已形成，其头端开口于腹腔，末端突向尿生殖窦背侧壁形成窦结节。

3. **后肾的发生**　后肾已形成，并从盆腔升入腹腔。肾上方可见甚大的肾上腺。实验十四泌尿系统和生殖系统的发生

（三）第 12 周女胎模型

1. **女性生殖腺及生殖管道的分化**　生殖腺已分化为卵巢，左侧剖面可见原始卵泡，同时可见退化中的中肾小管和中肾管。中肾旁管已分化形成输卵管、子宫、阴道穹隆部。

2. **尿生殖窦的分化**　女性的尿生殖窦上段形成膀胱，中段形成尿道，下段扩展将形成阴道前庭。

（四）第 14 周男胎模型

1. **男性生殖腺及生殖管道的分化**　生殖腺已分化为睾丸，由初级性索分化为生精小管、直精小管及睾丸网、附睾、睾丸输出小管、输精管已分化完毕。取下外生殖器，在右侧阴囊中睾丸引带已缩短，睾丸已下降到阴囊中。睾丸何时下降？

2. **尿生殖窦的分化**　男性的尿生殖窦上段形成膀胱，中段参与形成尿道前列腺部及膜部，尿生殖窦下段形成男性尿道海绵体大部分。另外可见前列腺。

（覃淑云）

实验十五 心血管系统的发生

心血管系统是胚胎发生中功能活动最早的系统，约在第3周初发生，第3周末开始血液循环，使胚胎能有效地获得营养和排除废物。心血管系统由中胚层分化而来，首先形成原始心血管系统，在此基础上生长、合并、新生和萎缩等改建过程而逐渐完善。

实验目的

1. 掌握 心脏内部分隔及常见畸形。
2. 了解 心脏外形的建立，原始细血管系统的建立。

实验材料

1. 心外形变化模型。
2. 心脏内部分隔模型。

实验内容

（一）心外形变化模型

1. 模型Ⅰ 心球与心室间形成弯曲，突向右侧，心管渐弯曲成一立体"S"形。心球渐转向背侧，心室渐向腹侧转位，心房转向背侧。

2. 模型Ⅱ 随着心管的继续生长，心房转向心球与心室的左、背和头侧，心室转向右、腹、尾侧。

3. 模型Ⅲ 心房向背、向头侧生长，心室向腹、向尾侧生长。心球则位于心房腹面，心房背面有食管。因背腹两侧均受限制，心房只能向左右两侧扩大，在心球两侧形成二个囊状的心房。可见心房背侧的静脉窦。

（二）心脏内部分隔模型

1. 模型Ⅰ 第5周人胚心脏，心房内第一房间隔已出现，正向房室管口方向生长中，下缘尚未融合，形成第一房间孔。左右心房正在分隔中，在心房右侧，静脉窦入口处的皱褶为静脉窦瓣膜。在房室管处内膜组织增厚形成心内膜垫。心室底面室间隔开始出现。心房背面有静脉窦，左角已开始萎缩。

2. 模型Ⅱ 第6周人胚心脏，已切去心房的腹侧半。先观察心脏背侧半，心房内第一房间隔已与融合的背腹心内膜垫融合，在第一房间隔上部形成第二房间孔。第一房间隔稍右侧的心房顶壁上，形成第二房间隔，其下缘呈新月形，而与心内膜垫之间形成卵圆孔。心室内有肌性室间隔形成，隔的上缘形成室间孔。心室腹侧半上部有心球的切面，可见有心球嵴形成。

3. 模型Ⅲ 第7周人胚心脏，将心脏分成三部分：先观察背侧半心脏：第一房间隔和第二房间隔与心房内卵圆孔已形成，注意其与第二房间孔的位置关系如何？右心房内黄色部分表示右静脉窦并入右心房。

将腹侧半心脏与背侧半心脏合拢，卵圆孔显而易见。自右侧观察室间隔，可见室间孔即将封闭，室间隔肌性部、心内膜垫和螺旋形心球嵴下缘三者即将融合，注意三者的位置关系。心球腹侧被切下一部分，可见螺旋形的心球嵴使肺动脉干与主动脉干相互形成扭转，注意两血管与左心室和右心室的连接关系。静脉窦左角已萎缩，右角并入右心房，上腔静脉和下腔静脉直接通入右心房，有肺静脉通入左心房。

4. 模型Ⅳ 此时心脏已发育完善，心房已分隔完全。注意心房内第一房间隔和第二房间隔形成后，能否完全分隔？胚胎期左右两心房间血流关系如何？心房内最易发生何种畸形？此时室间隔已经完全形成。

（覃淑云）

习 题

一、绪论和细胞

单选题

1. 有关核膜的描述，错误的是
    A. 膜上有孔 　　　　　　　　　　B. 由 3 层单位膜构成
    C. 外表附有核糖体 　　　　　　　D. 与粗面内质网相连
    E. 功能是稳定细胞核形态和成分

2. 有关人类染色体的描述，错误的是
    A. 体细胞有 23 对染色体 　　　　B. 女性的性染色体是 XX
    C. 主要的化学成分是 RNA 和蛋白质 　D. 是遗传物质的携带者
    E. 男性的性染色体是 XY

3. 参与合成蛋白质的细胞器是
    A. 游离核糖体和滑面内质网 　　　B. 游离核糖体和粗面内质网
    C. 线粒体和高尔基复合体 　　　　D. 滑面内质网和粗面内质网
    E. 高尔基复合体和溶酶体

4. 遗传信息主要存在于
    A. 核仁 　　　　　B. 核基质 　　　　　C. 核被膜
    D. 染色质或染色体 　E. 核孔

5. 参与细胞分泌功能的细胞器是
    A. 滑面内质网 　　B. 高尔基复合体 　　C. 粗面内质网
    D. 线粒体 　　　　E. 溶酶体

6. 含有多种水解酶的细胞器是
    A. 高尔基复合体 　B. 线粒体 　　　　　C. 中心粒
    D. 溶酶体 　　　　E. 核糖体

7. 下列不属于细胞器的是
    A. 线粒体 　　　　B. 微体 　　　　　　C. 溶酶体
    D. 糖原 　　　　　E. 内质网

8. 细胞内被称为"供能站"的细胞器是
    A. 高尔基复合体 　B. 线粒体 　　　　　C. 核糖体
    D. 中心粒 　　　　E. 溶酶体

9. 细胞内被称为"消化器"的是
    A. 线粒体 　　　　B. 高尔基复合体 　　C. 内质网

D. 微体　　　　　　　　　　E. 溶酶体

10. 参与分解过氧化氢的细胞器是

A. 线粒体　　　　　　　B. 微体　　　　　　　C. 高尔基复合体

D. 中心粒　　　　　　　E. 溶酶体

（陈金绪　覃淑云）

二、基本组织

上皮组织

（一）单选题

1. 被覆上皮的分类依据是

A. 表层细胞的形状　　　　　B. 细胞的层数

C. 细胞的层数和表层细胞的形状　　D. 分布和功能

E. 以上都不是

2. 假复层纤毛柱状上皮分布于

A. 消化道　　　　　　　B. 呼吸道　　　　　　　C. 泌尿管道

D. 循环管道　　　　　　E. 生殖管道

3. 关于单层扁平上皮的描述哪项错误

A. 由一层扁平细胞组成　　　　B. 细胞边界平整，无细胞间连接

C. 细胞核位于中央　　　　　　D. 细胞扁薄，利于物质交换

E. 形成光滑面，阻力小

4. 复层扁平上皮的特点是

A. 胞层数多，表层为扁平细胞　　B. 最表面的细胞已退化

C. 修复能力强　　　　　　　　　D. 基底层细胞有较强分裂增殖能力

E. 以上均是

5. 人体中最耐摩擦的上皮是

A. 复层扁平上皮　　　　B. 变移上皮　　　　　　C. 单层柱状上皮

D. 单层扁平上皮　　　　E. 单层立方上皮

6. 关于单层柱状上皮的描述哪项正确

A. 由一层柱状细胞组成　　　　B. 细胞核长圆形，位于细胞中央

C. 常分布于消化道，呼吸道　　D. 细胞侧面无细胞连接

E. 游离面常见微绒毛和纤毛

7. 下列定义中哪项正确

    A. 腺体内的细胞称腺上皮　　　　　　　B. 凡是有分泌功能的细胞称腺上皮

    C. 分泌部和导管组成腺上皮　　　　　　D. 以分泌功能为主的上皮称腺上皮

    E. 能将物质排至细胞外的结构称腺上皮

8. 上皮细胞侧面不具有哪一种细胞连接

    A. 中间连接　　　　　　B. 桥粒　　　　　　　　C. 半桥粒

    D. 紧密连接　　　　　　E. 缝隙连接

9. 关于复层扁平上皮的特点，哪项错误

    A. 细胞层数多，表层为扁平细胞　　　　B. 是最厚的一种上皮组织

    C. 最表层的细胞已退化　　　　　　　　D. 基底层细胞具有旺盛的分裂增生能力

    E. 以上都不是

10. 关于单层扁平上皮的叙述，哪项错误

    A. 表面光滑　　　　　　　　　　　　　B. 表面观呈不规则形或多边形

    C. 垂直切面观胞质厚度相同　　　　　　D. 细胞间质很少

    E. 细胞数量多

11. 单层扁平上皮的分布，哪项错误

    A. 血管内表面　　　　　　B. 心脏内表面　　　　　　C. 淋巴管内表面

    D. 胆小管内表面　　　　　E. 心包表面

12. 关于被覆上皮的特点，哪项错误

    A. 血管少　　　　　　　　　　　　　　B. 上皮细胞排列紧密细胞间质很少

    C. 分布于体表和有腔器官的内表面　　　D. 上皮细胞有明显极性

    E. 上皮与结缔组织之间有基膜

13. 哪个器官有单层柱状上皮

    A. 血管　　　B. 膀胱　　　C. 皮肤　　　　D. 小肠　　　　E. 食管

14. 假复层纤毛柱状上皮分布于

    A. 食管　　　B. 小肠　　　C. 膀胱　　　　D. 气管　　　　E. 外耳道

15. 关于复层扁平上皮，下列哪项正确

    A. 细胞层数多，是最厚的一种上皮　　　B. 浅层为柱状细胞

    C. 细胞间隙宽，其中有毛细血管　　　　D. 上皮与结缔组织的连接面平直

    E. 被覆在小肠腔面

16. 关于变移上皮，下列哪项错误

    A. 分布于排尿管道的大部分

    B. 细胞的层次和形状可随器官胀缩而改变

    C. 表层细胞呈大立方形，可有两个细胞核

D. 表层细胞有防止尿液侵蚀的作用

E. 有分泌作用

17. 关于上皮组织的功能哪项错误

    A. 分泌   B. 营养   C. 保护   D. 吸收   E. 排泄

18. 光学显微镜的最高分辨率是

    A. 2nm   B. 0.2nm   C. 2μm   D. 0.2μm   E. 5nm

19. 对苏木精亲和力强的结构是

    A. 细胞膜   B. 细胞质   C. 细胞核膜   D. 细胞核   E. 脂滴

20. 对伊红亲和力强的结构是

    A. 细胞膜   B. 细胞质   C. 细胞核膜   D. 细胞核   E. 脂滴

（二）多选题

1. 单层扁平上皮可见于

    A. 腹膜   B. 食管   C. 血管   D. 淋巴管   E. 小肠

2. 上皮细胞的基底面可见

    A. 桥粒   B. 半桥粒   C. 质膜内褶   D. 基膜   E. 微绒毛

3. 未角化的复层扁平上皮分布于

    A. 口腔   B. 食管   C. 膀胱   D. 表皮   E. 头皮

4. 上皮细胞侧面的细胞连接有

    A. 桥粒   B. 半桥粒   C. 中间连接   D. 紧密连接   E. 内褶

5. 上皮组织的特点包括

    A. 细胞排列紧密   B. 细胞有极性

    C. 细胞无极性   D. 上皮组织内大都无血管

    E. 上皮组织内大都有血管

（三）填空题

1. 上皮细胞具有明显的_____，它们朝向身体的表面或有脏器官的腔面称_____，与游离面相对的朝向深部结缔组织的一面称_____。

2. 衬贴于心血管和淋巴管腔面的单层扁平上皮称_____，分布于胸膜、腹膜和心包膜表面的单层扁平上皮称_____。

3. 变移上皮的特点是细胞的_____和_____可随器官的收缩与扩张状态而变化。

4. 上皮组织内大都无_____，所需营养依靠_____内的血管提供。

（四）名词解释

1. 间皮   2. 内皮

（五）简答题

简述被覆上皮的共同结构特点和功能。

（陈金绪　覃淑云）

结缔组织

（一）单选题

1. 巨噬细胞来源于下列哪种细胞

　　A. 成纤维细胞　　　　　B. 纤维细胞　　　　　C. 单核细胞

　　D. 淋巴细胞　　　　　　E. 浆细胞

2. 关于疏松结缔组织的描述哪项错误

　　A. 细胞种类较多，纤维数量较少　　　B. 纤维类型分三种

　　C. 基质的化学成分主要是蛋白多糖　　D. 细胞有极性

　　E. 大量蛋白多糖聚合体形成有许多微小孔隙的分子筛

3. 关于成纤维细胞的特点哪项错误

　　A. 细胞扁平，多突起　　　　　　　B. 细胞核较大，着色浅，核仁明显

　　C. 细胞质内高尔基复合体发达　　　D. 细胞质内有丰富的滑面内质网

　　E. 能合成纤维和基质

4. 下列哪种细胞在疏松结缔组织中数量最多

　　A. 巨噬细胞　　　　　　B. 浆细胞　　　　　　C. 肥大细胞

　　D. 脂肪细胞　　　　　　E. 成纤维细胞

5. 合成和分泌免疫球蛋白的细胞是

　　A. 嗜碱性粒细胞　　　　B. 嗜酸性粒细胞　　　C. 成纤维细胞

　　D. 浆细胞　　　　　　　E. 巨噬细胞

6. 下列哪种细胞由 B 淋巴细胞分化形成

　　A. 成纤维细胞　　　　　B. 纤维细胞　　　　　C. 巨噬细胞

　　D. 肥大细胞　　　　　　E. 浆细胞

7. 关于浆细胞的描述，哪项错误

　　A. 细胞卵圆形或圆形　　　　　　　B. 含丰富的粗面内质网

　　C. 核染色质成粗块状，呈辐射状排列　D. 胞质嗜酸性

　　E. 能合成和分泌抗体

8. 巨噬细胞的前身是

　　A. 间充质细胞　　　　　B. 单核细胞　　　　　C. 网状细胞

　　D. 内皮细胞　　　　　　E. 淋巴细胞

9. 下列哪种细胞与机体免疫功能无关联

    A. 成纤维细胞　　　　　　　B. 巨噬细胞　　　　　　　C. 浆细胞

    D. 肥大细胞　　　　　　　　E. 淋巴细胞

10. 破坏基质分子筛防御屏障的物质是

    A. 酸性磷酸酶　　　　　　　B. 胶原酶　　　　　　　C. 弹性蛋白酶

    D. 透明质酸酶　　　　　　　E. 碱性磷酸酶

11. 下列成分中具有防御保护功能的是

    A. 基质　　　　　　　　　　B. 组织液　　　　　　　C. 胶原纤维

    D. 弹性纤维　　　　　　　　E. 网状纤维

12. 透明软骨组织切片 HE 染色难分辨纤维的重要原因是

    A. 胶原纤维平行排列

    B. 胶原纤维数量少

    C. 胶原纤维很细，且折光率与基质相同

    D. 纤维在 HE 染色中不着色

    E. 纤维由 Ⅲ 型胶原蛋白组成

13. 弹性软骨与透明软骨结构的主要区别是

    A. 纤维类型不同　　　　　　　B. 软骨细胞分布不同

    C. 纤维的排列方式不同　　　　D. 骨囊的成分不同

    E. 软骨膜的结构不同

14. 关于骨单位的叙述哪项错误

    A. 位于内、外环骨板之间　　　B. 由 4~20 层哈弗斯骨板组成

    C. 贯穿中轴的管道称穿通管　　D. 相邻骨板的纤维方向互成直角

    E. 中央管与穿通管相通

15. 软骨囊是指

    A. 软骨细胞所在的小腔　　　　B. 软骨细胞周围的软骨基质

    C. 软骨细胞的细胞膜　　　　　D. 软骨周围的结缔组织

    E. 软骨内纤维交织形成的结构

16. 骨质的结构呈

    A. 板层状　　　　　　　　　B. 条索状　　　　　　　C. 均质状

    D. 团块状　　　　　　　　　E. 网络状

17. 关于同源细胞群，哪项正确

    A. 直接起源于单核细胞　　　　B. 属于多核细胞

    C. 来源于同一个软骨细胞　　　D. 是成骨细胞的前体

    E. 是破骨细胞的前体

18. 软骨细胞的营养依靠

    A. 基质中丰富的血管   B. 软骨内小管

    C. 毛细血管直接开口于软骨陷窝   D. 通过基质渗透

    E. 穿通管

19. 弹性软骨见于

    A. 气管   B. 关节   C. 椎间盘

    D. 外耳   E. 肋

20. 骨组织的细胞种类不包括

    A. 骨细胞   B. 成骨细胞   C. 破骨细胞

    D. 骨祖细胞   E. 间充质细胞

21. 对成熟红细胞形态结构的叙述哪项错误

    A. 双凹圆盘状   B. 线粒体少   C. 无细胞核

    D. 胞质内充满大量的血红蛋白   E. 无细胞器

22. 患过敏性疾病或寄生虫病时，血液中何种白细胞增高

    A. 中性粒细胞   B. 嗜酸性粒细胞   C. 嗜碱性粒细胞

    D. 单核细胞   E. 淋巴细胞

23. 与肥大细胞功能相似，嗜碱性粒细胞的颗粒内含有

    A. 组胺酶   B. 溶菌酶   C. 碱性磷酸酶

    D. 酸性磷酸酶   E. 组胺、肝素、白三烯

24. 用煌焦油兰染色胞质呈细网状的血细胞是

    A. 红细胞   B. 淋巴细胞   C. 单核细胞

    D. 网织红细胞   E. 中性粒细胞

25. 抽取血液抗凝后离心沉淀，血液分为三层，从上至下依次为

    A. 血清，白细胞和血小板，红细胞   B. 血清，红细胞，白细胞和血小板

    C. 血清，红细胞和血小板，白细胞   D. 血浆，红细胞，白细胞和血小板

    E. 血浆，白细胞和血小板，红细胞

26. 正常情况下血浆约占血液容积的

    A. 40%   B. 45%   C. 55%   D. 60%   E. 65%

27. 红细胞的形态和大小是

    A. 双凸圆盘状，直径 7.5μm   B. 双凹圆盘状，直径 7.5μm

    C. 双凹圆盘状，直径 10~12μm   D. 球形，直径 8μm

    E. 扁平状，直径 8~9μm

28. 血涂片用煌焦油蓝染色，可显示网织红细胞中的

　　A. 残留的核染色质　　　　　B. 残留的溶酶体　　　C. 残留的微体

　　D. 残留的核糖体　　　　　　E. 残留的内质网

29. 红细胞的平均寿命约

　　A. 1 周　　　　　B. 2 周　　　　C. 30 天　　　D. 120 天　　　E. 150 天

30. 患过敏性疾病或寄生虫病时，血液中

　　A. 中性粒细胞增多　　　B. 嗜酸性粒细胞增多　　　C. 嗜碱性粒细胞增多

　　D. 单核细胞增多　　　　E. 淋巴细胞增多

31. 区分有粒白细胞和无粒白细胞的根据是

　　A. 细胞大小　　　　　B. 细胞核的形态　　　　C. 细胞有无吞噬功能

　　D. 细胞内有无嗜天青颗粒　　E. 细胞内有无特殊颗粒

32. 区分三种有粒白细胞的根据是

　　A. 特殊颗粒的大小　　　B. 特殊颗粒的数量　　　C. 特殊颗粒的染色性

　　D. 有无嗜天青颗粒　　　E. 嗜天青颗粒的染色性

33. 血液中数量最多和最少的白细胞是

　　A. 中性粒细胞和单核细胞　　　　　B. 中性粒细胞和淋巴细胞

　　C. 中性粒细胞和嗜酸性粒细胞　　　D. 淋巴细胞和嗜碱性粒细胞

　　E. 中性粒细胞和嗜碱性粒细胞

34. 下列哪种细胞的特殊颗粒大小不等，分布不均

　　A. 中性粒细胞　　　　　B. 嗜酸性粒细胞　　　　C. 嗜碱性粒细胞

　　D. 单核细胞　　　　　　E. 淋巴细胞

35. 分化为浆细胞的是

　　A. T 细胞　　　　　　B. B 细胞　　　　　　C. NK 细胞

　　D. 单核细胞　　　　　E. 巨噬细胞

36. 在外周血涂片中，最难找到的白细胞是

　　A. 中性粒细胞　　　　　B. 嗜酸性粒细胞　　　　C. 嗜碱性粒细胞

　　D. 单核细胞　　　　　　E. 淋巴细胞

37. 有关红细胞的描述，错误的是

　　A. 呈双凹圆盘状　　　　B. 无核　　　　　　C. 具有形态的可变性

　　D. 无细胞器　　　　　　E. 能合成新的蛋白质

38. 有关中性粒细胞的描述，错误的是

　　A. 核呈杆状或分叶状

　　B. 胞质中有嗜天青颗粒和特殊颗粒

　　C. 执行防御功能时，变性坏死称脓细胞

D. 可转化为巨噬细胞

E. 有很强的趋化作用

39. 关于血小板，正确的是

A. 无完整的细胞膜　　　B. 呈双凸圆盘状

C. 有核，有细胞器　　　D. 为骨髓中巨核细胞膜脱落下来的小块

E. 无血小板颗粒

（二）多选题

1. 巨噬细胞的主要功能是

A. 合成和分泌抗体　　　B. 合成和释放组胺、肝素等物质

C. 分泌生物活性物质　　D. 吞噬病原体等

E. 抗原提呈作用

2. 固有结缔组织包括

A. 致密结缔组织　　　B. 软骨组织　　　C. 网状组织

D. 脂肪组织　　　　　E. 疏松结缔组织

3. 成纤维细胞

A. 多突起　　　　　　B. 胞质内富于粗面内质网

C. 在成人通常可大量增殖　D. 功能不活跃时转变为纤维细胞

E. 产生大量细胞外基质

4. 成纤维细胞能合成和分泌

A. 胶原蛋白　　　B. 弹性蛋白　　　C. 蛋白多糖

D. 纤维粘连蛋白　　E. 免疫球蛋白

5. 参与机体免疫应答的细胞是

A. 成纤维细　　　B. 浆细胞　　　C. 巨噬细胞

D. 网状细胞　　　E. 肥大细胞

6. 弹性纤维

A. 新鲜时呈白色，故又称白纤维　B. 由弹性蛋白和微原纤维构成

C. 可有分支，交织成网　　D. 可被醛复红染为紫色

E. 于 HE 染色组织切片难与胶原纤维区别

7. 骨单位的构成不包括骨

A. 中央管　　　B. 内环骨板　　　C. 哈弗骨板

D. 外环骨板　　　E. 骨陷窝

8. 骨组织的细胞种类有

A. 骨细胞　　　B. 成骨细胞　　　C. 破骨细胞

D. 骨祖细胞　　　　　　　　E. 间充质细胞

9. 透明软骨、弹性软骨和纤维软骨的结构相同之处是

A. 软骨组织内只有一种细胞类型　　　B. 有同源细胞群

C. 纤维呈平行排列　　　　　　　　　D. 表面有软骨膜

E. 组织内无血管

10. 长骨密质骨的骨板排列形式有

A. 哈弗斯骨板　　　　　B. 间骨板　　　　　　C. 内环骨板

D. 外环骨板　　　　　　E. 纵行骨板

11. 有关红细胞的描述，正确的是

A. 呈双凹圆盘状　　　　　　　　B. 无核，无细胞器

C. 具有形态的可变性　　　　　　D. 不能合成新的蛋白质

E. 能合成新的蛋白质

12. 有关中性粒细胞的描述，正确的是

A. 核呈杆状或分叶状　　　　　　B. 胞质中有嗜天青颗粒和特殊颗粒

C. 抑制过敏反应　　　　　　　　D. 可转化为巨噬细胞

E. 有很强的趋化作用

13. 嗜酸性粒细胞

A. 核多为 2 叶　　　　　　　　　B. 嗜酸性颗粒是一种溶酶体

C. 具有趋化性　　　　　　　　　D. 能释放组胺

E. 可转化为巨噬细胞

14. 血小板

A. 呈双凹圆盘状　　　B. 呈双凸圆盘状　　　C. 无核，无细胞器

D. 无核，有细胞器　　E. 有血小板颗粒

15. 单核细胞

A. 与中性粒细胞有共同的造血祖细胞

B. 胞核由大到小，最后消失

C. 经过原单核细胞和幼单核细胞阶段

D. 在骨髓中的储存量不及粒细胞多

E. 胞体由圆形演变为圆盘状

16. 红细胞

A. 无细胞核

B. 无细胞器

C. 胞质内充满血红蛋白

D. 具有形态的可变性

E. 细胞膜中的血型抗原 A 和（或）B，构成 ABO 血型抗原系统

17. 网织红细胞

A. 是一种衰老的红细胞

B. 在成人，占红细胞总数的 0.5% ~1.5%

C. 细胞内残留部分核糖体

D. 可评价骨髓的造血功能

E. 对贫血类疾病的诊断、预后有意义

（三）填空题

1. 疏松结缔组织内还含有三种纤维成分，即_____、_____、_____。

2. 疏松结缔组织的细胞成分包括_____，_____，_____，_____脂肪细胞，未分化间充质细胞和白细胞。

3. 巨噬细胞的功能是_____，_____和_____。

4. 根据软骨基质中所含_____成分的不同，软骨组织可分为三种，即_____、_____和_____。

5. 骨干主要由密质骨构成，环绕骨干内表面的骨板称_____，环绕骨干外表面的称_____。在中层形成_____和_____。

6. 骨干中有横向穿行的管道称_____，其穿行方向与骨干的长轴几乎垂直。骨单位中央的管道称_____，其走行方向与骨单位的长轴平行。

7. 根据白细胞胞质内有无特殊颗粒，可将其分为_____细胞和_____细胞，根据其特殊颗粒的染色性，前者又可分为_____细胞、_____细胞和_____细胞三种；后者分为_____细胞和_____细胞两种。

8. 正常成人外周血液的白细胞正常值是_____×10^9/L，其中中性粒细胞占_____%，嗜酸性粒细胞占_____%，嗜碱性粒细胞占_____%，单核细胞占_____%，淋巴细胞占_____%。

9. 红细胞膜破裂，血红蛋白逸出，称_____，残留的红细胞膜囊称为_____。

（四）名词解释

1. 趋化性 2. 组织液 3. 同源细胞群 4. 哈弗斯系统 5. 血象 6. 血清

（五）简答题

1. 简述成纤维细胞的光镜结构特点及功能。

2. 试述长骨骨干密质骨的结构特点。

3. 试述红细胞的形态结构特点及其功能。

4. 试述单核细胞的形态结构特点和功能。

（陈金绪 覃淑云）

肌 组 织

（一）单选题

1. 骨骼肌纤维横纹的形成原因之一是

A. 明带和暗带内的肌丝配布不同　　B. 明带和暗带内的肌红蛋白含量不同

C. 明带和暗带内的线粒体数量不同　　D. 明带和暗带内糖原含量不同

E. 明带和暗带内的肌浆网含量不同

2. 骨骼肌纤维的肌膜向内凹陷形成

A. 小凹　　B. 肌浆网　　C. 终池　　D. 横小管　　E. 纵小管

3. 骨骼肌纤维的肌节组成是

A. 相邻两条 Z 线之间的肌原纤维　　B. 相邻两条 M 线之间的肌原纤维

C. M 线与 Z 线之间的肌原纤维　　D. A 带 + I 带

E. 以上都不是

4. 关于心肌纤维横小管的描述哪项错误

A. 由肌膜凹陷形成　　　　　　　　B. 与终池贴近，组成二联体

C. 同一水平的横小管吻合成网　　　D. 位于 A 带和 I 带交界水平

E. 可传导肌膜兴奋

5. 组成骨骼肌细肌丝的蛋白质是

A. 肌动蛋白、肌原蛋白和肌球蛋白　　B. 肌动蛋白、肌原蛋白和肌红蛋白

C. 肌动蛋白、原肌球蛋白和肌原蛋白　　D. 肌动蛋白、肌球蛋白和肌原蛋白

E. 肌球蛋白、肌红蛋白和原肌球蛋白

6. 骨骼肌纤维收缩时，肌节的变化

A. A 带和 H 带缩短　　　　　　　　B. A 带缩短

C. I 带和 H 带缩短　　　　　　　　D. A 带、I 带和 H 带均缩短

E. I 带和 A 带缩短

7. 关于平滑肌纤维的结构特点哪项正确

A. 是横纹肌

B. 肌浆内含许多与细胞长轴相平行的肌原纤维

C. 核卵圆形，一个，位于细胞中央

D. 肌纤维呈梭形，有分支

E. 有横小管

8. 光镜下心肌纤维与骨骼肌纤维区别，哪项是错误的

    A. 二种肌纤维的大小和粗细不同

    B. 骨骼肌纤维有横纹，心肌纤维没有横纹

    C. 骨骼肌纤维没有闰盘，心肌纤维有闰盘

    D. 骨骼肌含有多个胞核，大多位于周边，心肌纤维有一个或两个胞核，位于中央

    E. 骨骼肌纤维没有分支，心肌纤维有分支

9. 平滑肌纤维的形态结构特征是

    A. 长圆柱形，核多个位于肌膜下方，横纹明显

    B. 长梭形，核一个位于细胞中央，无横纹

    C. 长梭形，核多个位于肌细胞中央，无横纹

    D. 长梭形有分支，一个核位于细胞中央，横纹明显

    E. 长圆柱形，核多个位扁椭圆形，横纹不明显

（二）多选题

1. 与骨骼肌纤维相比，心肌纤维的特点是

    A. 横小管较粗，位于 Z 线水平   B. 主要形成二联体

    C. 肌浆网不发达   D. 有闰盘

    E. 有缝隙连接

2. 骨骼肌纤维的粗肌丝位于肌节的

    A. Z 线   B. I 带   C. M 线   D. A 带   E. H 带

3. 心肌纤维的二联体

    A. 由一个横小管与一个终池组成   B. 横小管与肌内膜相连接

    C. 终池是膨大的内吞小泡   D. 光镜下可见

    E. 其作用是将兴奋传到肌浆网

（三）填空题

1. 肌组织按其结构和功能分为_____，_____和_____三类。

2. 骨骼肌肌原纤维上都有许多相间排列的_____和_____。

3. 一个肌节包括_____带，_____带和_____带，是骨骼肌纤维结构和功能的基本单位。

4. 心肌纤维连接处称_____，在 H.E 染色体的标本中呈着色较深的带状结构。

（四）名词解释

1. 肌节   2. 横小管   3. 闰盘

（五）简答题

试比较骨骼肌细胞和心肌细胞的光镜特点。

（陈金绪   覃淑云）

神经组织

（一）单选题

1. 神经元尼氏体分布在
   A. 整个神经元内　　　　B. 胞体内　　　　　C. 胞体和树突内
   D. 胞体和轴突内　　　　E. 树突和轴突内

2. 下列能传导神经冲动的结构是
   A. 轴膜　　　　　　　　B. 神经膜　　　　　C. 神经内膜
   D. 微管　　　　　　　　E. 神经丝

3. 具有吞噬功能的神经胶质细胞是
   A. 少突胶质细胞　　　　B. 室管膜细胞　　　C. 卫星细胞
   D. 小胶质细胞　　　　　E. 星形胶质细胞

4. 关于髓鞘的叙述哪项是错误的
   A. 中枢神经纤维的髓鞘由少突胶质细胞形成
   B. 周围神经纤维的髓鞘由施万细胞形成
   C. 髓鞘的化学成分主要是糖蛋白
   D. 一个施万细胞形成一个结间体
   E. 一个少突胶质细胞可包卷多个轴突

5. 环绕脑毛细血管形成神经胶质膜的细胞是
   A. 室管膜细胞　　　　　B. 神经膜细胞　　　C. 小胶质细胞
   D. 星形胶质细胞　　　　E. 少突胶质细胞

6. 化学性突触传递信息的主要结构是
   A. 线粒体　　　　　　　B. 微管　　　　　　C. 神经丝
   D. 微丝　　　　　　　　E. 突触小泡

7. 形成周围神经系统有髓神经纤维髓鞘的细胞是
   A. 星形胶质细胞　　　　B. 小胶质细胞　　　C. 少突胶质细胞
   D. 施万细胞　　　　　　E. 卫星细胞

8. 周围神经系统有髓神经纤维传递神经冲动速度快，主要原因是
   A. 胞体较大　　　　　　B. 轴突较粗　　　　C. 结间体长
   D. 郎氏结间距短　　　　E. 有大量神经原纤维

9. 形成中枢神经系统有髓神经纤维髓鞘的细胞是
   A. 原浆性星形胶质细胞　　　　　　B. 纤维性星形胶质细胞
   C. 小胶质细胞　　　　　　　　　　D. 少突胶质细胞
   E. 室管膜细胞

10. 周围神经系统有髓神经纤维的神经膜是指

　　A. 神经内膜　　　　　　B. 神经束膜　　　　　　C. 神经外膜

　　D. 施万细胞膜和基膜　　E. 施万细胞

11. 有髓神经纤维神经冲动的传递是

　　A. 在轴膜上连续进行的　　　　　　B. 由一个施兰切迹跳到下一个施兰切迹

　　C. 由一个郎氏结跳到下一个郎氏结　D. 在轴质内传递的

　　E. 由一个结间体跳到下一个结间体

12. 神经元结构的叙述，哪项是错误的

　　A. 细胞突起可分为树突和轴突

　　B. 胞体和突起内含尼氏体和神经原纤维

　　C. 核大而圆，异染色质少

　　D. 核仁大而明显

　　E. 细胞膜有多种受体

13. 神经纤维的组成是

　　A. 神经元的长突起和包在外表的神经胶质细胞

　　B. 神经细胞的长突起

　　C. 神经元的轴突和包在外表的少量结缔组织

　　D. 神经元的轴突和包在外表的神经胶质细胞及少量结缔组织

　　E. 神经细胞的长突起和包在外表的神经膜

（二）多选题

1. 突触存在于

　　A. 神经元与肌细胞之间　　　B. 神经元与腺细胞之间

　　C. 神经元与神经元之间　　　D. 神经元与少突胶质细胞之间

　　E. 神经元与星形胶质细胞之间

2. 中枢神经系统的神经胶质细胞有

　　A. 卫星细胞　　　　　B. 少突胶质细胞　　　　　C. 小胶质细胞

　　D. 室管膜细胞　　　　E. 星形胶质细胞

3. 下列那些结构属于感觉神经末梢

　　A. 触觉小体　　　　　B. 肌梭　　　　　　　　　C. 运动终板

　　D. 环层小体　　　　　E. 游离神经末梢

4. 关于神经元的描述，哪些正确

　　A. 神经元胞体大小差异较大　　B. 部分神经元具有内分泌功能

　　C. 神经元表面可形成大量突触　　D. 神经元胞体均位于脑和脊髓内

E. 神经元的突起长短不一

5. 化学突触由下列哪些结构构成

　　A. 突触前成分　　　　B. 紧密连接　　　　C. 突触间隙

　　D. 缝隙连接　　　　　E. 突触后成分

6. HE 染色组织切片中可见神经元的细胞体

　　A. 胞体较大　　　　　　　B. 胞质内有尼氏体

　　C. 胞体周围有许多细长突起　　D. 胞质内有神经原纤维

　　E. 胞核大而圆且核仁明显

（三）填空题

1. 神经组织由_____和_____组成，前者又称_____，是神经系统的_____。

2. 神经元可分为_____、_____和_____三部分，其中_____是它的营养和代谢中心。

3. 突触是_____之间，或_____之间传递信息的部位，可分为_____和_____。以神经递质传递信息的突触称_____。

4. 神经元的结构分_____和_____两部分，一个神经元有一个或多个_____，但只有一个_____。

5. 根据结构不同，神经纤维可分为_____和_____。后者在中枢神经系统中，其髓鞘是由_____形成，在周围神经系统其髓鞘是由_____形成。

（四）名词解释

1. 尼氏体　2. 突触

（陈金绪　覃淑云）

三、循环系统

（一）单选题

1. 毛细血管管壁的基本结构是

　　A. 内膜、中膜、外膜　　B. 内膜、肌层、浆膜　　C. 内皮、基膜

　　D. 间皮、基膜　　　　　E. 内皮、浆膜

2. 中膜主要有 10~40 层平滑肌的血管是

　　A. 大动脉　　　　　　B. 中动脉　　　　　　C. 小动脉

　　D. 微动脉　　　　　　E. 微静脉

3. 血管壁由内到外依次分为三层
    A. 内膜、外膜、外弹性膜　　　　B. 内膜、中膜、外膜
    C. 内膜、纤维膜、外膜　　　　　D. 内弹性膜、中膜、外膜
    E. 内膜、内皮下层、外弹性膜

4. 中动脉的内膜由内到外由哪几层组成
    A. 内皮、内弹性膜、内膜下层　　B. 内皮、内皮下层、内弹性膜
    C. 内皮、内弹性膜、内皮下层　　D. 内皮、基膜、内弹性膜
    E. 内皮、基膜、内皮下层

5. 毛细血管通透性大的结构基础是
    A. 内皮细胞上有孔，内皮细胞间有空隙，胞质内无吞饮小泡
    B. 内皮细胞上有孔，胞质内有吞饮小泡，内皮细胞间排列紧密
    C. 内皮细胞上有孔，胞质内含吞饮小泡，内皮细胞间的空隙较大
    D. 内皮细胞无孔，基膜不连续，胞质有吞饮小泡
    E. 内皮细胞有孔，基膜完整，内皮细胞间排列紧密

6. 心血管系统各段管壁共有的成分是
    A. 内皮　　　　　　B. 内弹性膜　　　　　C. 平滑肌
    D. 外弹性膜　　　　E. 外膜细胞

7. 大动脉最主要的特点是
    A. 管径粗　　　　　B. 管壁厚　　　　　　C. 有弹性
    D. 营养血管多　　　E. 神经末梢多

8. 与动脉相比，静脉的特点以下哪一项是错误的
    A. 三层膜分界明显　　　　　B. 血容量比动脉大
    C. 管壁较薄，弹性较小　　　D. 血液回流主要造管道内压力差
    E. 管壁结构差异较大

9. 血窦存在于
    A. 肝　　　　　　　B. 脾　　　　　　　　C. 骨髓
    D. 某些内分泌腺　　E. 以上都有

10. 被称为肌性动脉的是
    A. 大动脉　　　　　B. 中动脉　　　　　　C. 笔毛微动脉
    D. 微动脉　　　　　E. 中间微动

11. 无毛细血管分布的组织是
    A. 心肌　　　　　　B. 平滑肌　　　　　　C. 肌腱

D. 韧带 E. 上皮组织

12. 心内膜从内向外分依次为

A. 内皮、内皮下层、内弹性膜 B. 内皮、基膜

C. 内皮、内皮下层、心内膜下层 D. 内皮、心肌膜、心包膜

E. 内皮、内皮下层、内膜下层

13. 循环管道的三层结构中变化最大的是

A. 内皮 B. 内皮下层 C. 基膜

D. 中膜和外膜 E. 内皮和中膜

（二）多选题

1. 心内膜含有

A. 平滑肌纤维 B. 浦肯野纤维 C. 心肌纤维

D. 结缔组织 E. 血管和神经

2. 心脏起搏细胞

A. 位于窦房结内 B. 是神经细胞 C. 位于房室结内

D. 含较多糖原 E. 是心肌兴奋起搏点

3. 动脉管壁上的内弹性膜

A. 内有较多的胶原纤维 B. 为内膜与中膜的分界线

C. 组织切片上呈波浪状 D. 属于中膜

E. 属于外膜

4. 管壁上内弹性膜明显的血管是

A. 大动脉 B. 中动脉 C. 小动脉

D. 微动脉 E. 毛细血管

5. 组成心传导系统的细胞是

A. 心室肌细胞 B. 心房肌细胞 C. P 细胞

D. 移行细胞 E. 束细胞

（三）填空题

1. 电镜下，毛细血管可分为三种类型，即_____、_____和_____。

2. 毛细血管管壁主要由_____和_____组成。

3. 毛细血管是血液与_____进行_____的主要部位。

4. 根据管径的大小，动脉可分为_____、_____、_____和
_____四种，其中_____管壁的三层结构最典型，_____和
_____又称肌性动脉，_____又称弹性动脉。

（四）名词解释

1. 心传导系统 2. 心瓣膜

（五）简答题

在光镜下，如何鉴别中动脉和中静脉？

（陈金绪　覃淑云）

四、免疫系统

（一）单选题

1. 预防接种疫苗可使机体产生大量的
   - A. 初始淋巴细胞
   - B. 效应性淋巴细胞
   - C. 记忆性淋巴细胞
   - D. 抗原提呈细胞
   - E. 辅助性 T 细胞

2. 有关单核吞噬细胞系统的叙述哪项是错误的
   - A. 参与免疫应答
   - B. 具有吞噬功能
   - C. 来源于血液内单核细胞
   - D. 包括肺内巨噬细胞
   - E. 包括血窦内皮细胞

3. 胸腺小体位于
   - A. 皮质内
   - B. 髓质内
   - C. 皮质和髓质内
   - D. 皮质与髓质交界处
   - E. 小叶间隔内

4. 淋巴结内的 B 细胞主要分布于
   - A. 浅层皮质
   - B. 副皮质区
   - C. 淋巴窦
   - D. 髓索
   - E. 皮质与髓质交界处

5. 淋巴结内的 T 细胞主要分布于
   - A. 浅层皮质
   - B. 副皮质区
   - C. 淋巴窦
   - D. 髓索
   - E. 皮质与髓质交界处

6. 有关脾血窦结构的叙述哪项是错误的
   - A. 形态不规则
   - B. 窦壁由扁平间皮细胞构成
   - C. 内皮细胞的间隙较宽
   - D. 基膜不完整
   - E. 血窦外侧有许多巨噬细胞

7. 不含 B 细胞的淋巴器官是
   - A. 胸腺
   - B. 骨髓
   - C. 脾
   - D. 淋巴结
   - E. 扁桃体

8. 脾内清除衰老红细胞的是
   - A. T 细胞
   - B. B 细胞
   - C. 浆细胞
   - D. 巨噬细胞
   - E. 自然杀伤细胞

9. 淋巴结的胸腺依赖区是指

    A. 淋巴小结   B. 浅层皮质区   C. 副皮质区

    D. 皮质淋巴窦   E. 淋巴结髓质

10. 脾白髓包括

    A. 脾小体和脾窦   B. 脾小体和脾索

    C. 脾索和边缘区   D. 脾小体和动脉周围淋巴鞘

    E. 脾小体、边缘区和动脉周围淋巴鞘

11. 关于淋巴结浅层皮质的描述，哪项错误

    A. 由薄层的弥散淋巴组织及淋巴小结组成

    B. 不包括皮质淋巴窦

    C. 淋巴小结内绝大部分细胞为 B 细胞

    D. 弥散淋巴组织为 T 细胞区

    E. 位于皮质浅层

（二）多选题

1. 属于单核吞噬细胞系统的有

    A. 尘细胞   B. 小胶质细胞   C. 破骨细胞

    D. 网状细胞   E. 库普弗细胞

2. T 细胞的特点是

    A. 在骨髓内受抗原刺激而增殖分化

    B. 外周血中只有 T 细胞没有 B 细胞

    C. 在淋巴结内，主要分布于副皮质区

    D. 在脾内，主要分布于动脉周围淋巴鞘

    E. 与细胞免疫应答有关

3. 淋巴小结

    A. B 细胞为主   B. 边界清楚   C. 圆形或卵圆形

    D. 受抗原刺激后增大   E. 有少量 T 细胞

4. 下列哪些器官含有淋巴小结

    A. 脾   B. 扁桃体   C. 淋巴结

    D. 胸腺   E. 回肠

5. 淋巴结的功能包括

    A. 清除淋巴中的抗原物质   B. 免疫应答

    C. 淋巴性造血干细胞分化发育   D. 产生效应淋巴细胞

    E. 产生抗体

6. 脾的功能包括
  A. 清除衰老的血细胞　　　　B. 免疫应答
  C. 产生浆细胞　　　　　　　D. 淋巴性造血干细胞分化发育
  E. 增殖淋巴细胞

（三）填空题

1. 淋巴组织以_____和_____为支架，网孔中充满大量_____及一些浆细胞、巨噬细胞。一般可分为_____和_____两种类型。

2. T细胞来源于_____，可参与机体的_____免疫。B细胞来源于_____，可转化为_____，参与机体的_____免疫。

3. 胸腺的实质由_____和_____组成，后者内含有_____，为胸腺特征性结构。

4. 淋巴结的实质分_____和_____，前者由_____、_____和_____构成；后者由_____和_____构成。

5. 脾的实质分_____、_____和_____。

6. 淋巴结内，B细胞主要分布于_____，T细胞主要分布于_____。

7. 脾白髓包括_____和_____，红髓由_____和_____构成。

（四）名词解释

1. 淋巴组织　2. 淋巴小结

（五）简答题

细菌感染时，淋巴结肿大，其组织结构可能发生哪些变化？

（陈金绪　覃淑云）

五、皮　肤

（一）单选题

1. 表皮由深至浅的分层顺序，哪项正确
  A. 基底层、棘层、颗粒层、角质层、透明层
  B. 基底层、棘层、透明层、角质层、透明层
  C. 基底层、棘层、颗粒层、透明层、角质层
  D. 棘层、颗粒层、透明层、角质层、基底层
  E. 基底层、颗粒层、棘层、透明层、角质层

2. 表皮中的干细胞是

    A. 基底细胞   B. 棘细胞   C. 郎格汉斯细胞

    D. 梅克尔细胞   E. 黑素细胞

3. 关于黑素颗粒，哪项错误

    A. 充满黑色素

    B. 于光镜下呈黑色

    C. 黑色素由酪氨酸转化而成

    D. 黑色素有吸收紫外线保护机体的作用

    E. 可把黑素颗粒转移给角质形成细胞

4. 毛的生长点是

    A. 毛囊   B. 毛球   C. 毛乳头   D. 毛根   E. 毛干

5. 关于乳头层，哪项错误

    A. 和表皮以基膜相隔   B. 向表皮突出形成真皮乳头

    C. 可含环层小体   D. 含丰富的毛细血管

    E. 是疏松结缔组织

6. 决定皮肤颜色的因素，哪项正确

    A. 有黑色素细胞

    B. 黑色素细胞的数量

    C. 有麦克尔细胞

    D. 黑色素细胞黑色素颗粒及其在表皮的分布数量

    E. 黑色素细胞的大小

7. 组成皮肤表皮的两类细胞是

    A. 角质细胞、黑色素细胞   B. 角质形成细胞、棘细胞

    C. 角质细胞、成纤维细胞   D. 郎格罕细胞、角质形成细胞

    E. 角质形成细胞、非角质形成细胞

8. 皮肤组成，哪项正确

    A. 表皮、真皮   B. 表皮、角质   C. 真皮、皮下组织

    D. 表皮、皮下组织   E. 表皮、皮肤附属器

9. 环层小体的分布和功能是

    A. 位于表皮内，触觉   B. 位于乳头层内，温觉

    C. 位于网织层内，压觉   D. 位于乳头层内，触觉

    E. 位于网织层内，触觉

（二）填空题

1. 表皮细胞分为两大类，一类是_____，占表皮细胞的绝大多数；另一类是_____，包括_____、_____、和_____。

2. 真皮位于表皮下方，分为_____和_____。

3. 皮肤的附属器包括_____、_____、_____和_____。

（三）名词解释

真皮

（四）简答题

简述表皮的分层结构（基底部到游离面依次写出细胞名称）。

（陈金绪　覃淑云）

六、消化系统

消 化 管

（一）单选题

1. 描写食管结构的错误选项是

    A. 腔面有纵行皱襞

    B. 黏膜上皮为角化的复层扁平上皮

    C. 一层纵行的黏膜肌

    D. 黏膜下层有食管腺

    E. 肌层上 1/3 为骨骼肌、下 1/3 为平滑肌、中 1/3 两者都有

2. 下列描述与壁细胞无关的是

    A. 细胞质嗜酸性　　　　　　　　　B. 分泌内因子

    C. 细胞内有丰富的粗面内质网　　　D. 分泌盐酸

    E. 微管泡系统

3. 与扩大小肠表面积无关的是

    A. 肠绒毛　　　　B. 皱襞　　　　C. 纹状缘　　　　D. 肠腺　　　　E. 微绒毛

4. 下列描述与主细胞无关的是

    A. 也称为胃酶细胞　　　　　　　　B. 胞质嗜酸性

    C. 细胞底部大量的粗面内质网　　　D. 分泌胃蛋白酶原

    E. 细胞近游离面的胞质中含酶原颗粒

5. 关于小肠绒毛下列哪项正确

    A. 上皮、固有层向肠腔突出而成　　B. 黏膜和黏膜下层向肠腔突出而成

C. 上皮、固有层、黏膜肌向肠腔突出而成 D. 柱状上皮游离面向肠腔突出而成

E. 小肠各段的绒毛均一致

6. 小肠腺特有的细胞是

A. 吸收细胞　　　B. 杯状细胞　　　C. 干细胞　　　D. 颈黏液细胞　　　E. 潘氏细胞

7. 小肠各段绒毛最发达的部位是

A. 十二指肠　　　　　　B. 空肠　　　　　　C. 十二指肠和空肠头段

D. 空肠和回肠交界处　　E. 回肠头段

8. 中央乳糜管位于

A. 绒毛固有层　　　　　B. 肠腺之间　　　　　C. 黏膜下层

D. 肌层　　　　　　　　E. 黏膜肌层

9. 有关小肠绒毛固有层错误的选项是

A. 含丰富的毛细血管　　　　　B. 不含平滑肌

C. 含中央乳糜管　　　　　　　D. 吸收的氨基酸和单糖入毛细血管

E. 乳糜微粒入中央乳糜管

10. 下述哪项与胃黏膜上皮无关

A. 为单层柱状上皮　　　　　　B. 主要由表面黏液细胞组成

C. 含少量杯状细胞　　　　　　D. 顶部胞质充满粘原颗粒

E. 细胞间有紧密连接

11. 下列哪种细胞不属于胃底腺的细胞成分

A. 潘氏细胞　　　　　　B. 主细胞　　　　　　C. 壁细胞

D. 颈黏液细胞　　　　　E. 内分泌细胞

12. 胃底腺主细胞

A. 主要分布于腺的颈、体部　　　B. 体积较大，多呈圆锥形

C. 核圆、深染、居中，可有双核　D. 胞质嗜酸性

E. 顶部充满酶原颗粒

13. 壁细胞

A. 分泌胃蛋白酶原　　　　　　B. 分泌盐酸，故又称泌酸细胞

C. 细胞呈柱状，核位于基部　　D. 胞质基部呈强嗜碱性

E. 电镜下，核周有大量粗面内质网和发达的高尔基复合体

14. 回肠与空肠相比所不同之处在于

A. 环行皱襞更发达　　　　　　B. 绒毛更发达

C. 杯状细胞逐渐减少　　　　　D. 多有孤立淋巴小结

E. 多有集合淋巴小结

15. 小肠结构特点之一是

    A. 上皮为不含杯状细胞的单层柱状上皮

    B. 上皮细胞游离面有纤毛

    C. 黏膜和黏膜下层共同向肠腔突出形成皱襞

    D. 上皮、固有层和黏膜肌层共同向肠腔突出形成绒毛

    E. 绒毛根部的上皮向黏膜下层下陷形成管状的小肠腺

16. 消化管一般结构包括

    A. 黏膜、固有层、黏膜下层和肌层　　B. 黏膜、黏膜下层、肌层和浆膜

    C. 黏膜、黏膜下层、肌层和外膜　　　D. 黏膜、黏膜下层、肌层和纤维膜

    E. 黏膜、黏膜下层、黏膜肌层和外膜

17. 中央乳糜管是

    A. 毛细血管，与脂肪的吸收有关　　　B. 毛细血管，与氨基酸吸收有关

    C. 毛细淋巴管，与单糖的吸收有关　　D. 毛细淋巴管，与脂肪的吸收有关

    E. 小淋巴管，与脂肪的吸收有关

18. 胃底腺主细胞能分泌

    A. 盐酸　　　B. 胃泌素　　　C. 内因子　　　D. 胃蛋白酶原　　　E. 胃动素

19. 小肠绒毛是

    A. 黏膜上皮向肠腔伸出的指状突起

    B. 黏膜下层及黏膜一起向肠腔伸出的突起

    C. 上皮细胞表面的小突起

    D. 黏膜固有层及上皮向肠腔突出的小突起

    E. 上皮向固有层凹陷后残留的隆起

20. 小肠环行皱襞由

    A. 上皮和固有层向肠腔内突起形成

    B. 上皮、固有层和黏膜肌层向肠腔内突起形成

    C. 黏膜、黏膜下层和肌层共同向肠腔内突起形成

    D. 黏膜和部分黏膜下层共同向肠腔内突起形成

    E. 黏膜和肌层共同向肠腔内突起形成

（二）多选题

1. 黏膜下层中含有腺体的是

    A. 食管　　　　　　　B. 胃　　　　　　　C. 十二指肠

    D. 回肠　　　　　　　E. 结肠

2. 壁细胞分泌

    A. 盐酸   B. 胃泌素   C. 内因子

    D. 组胺   E. 胃蛋白酶原

3. 产生黏液的细胞是

    A. 颈黏液细胞   B. 表面黏液细胞   C. 杯状细胞

    D. 潘氏细胞   E. 主细胞

4. 参与皱襞构成的组织有

    A. 上皮   B. 固有层   C. 黏膜肌层

    D. 黏膜下层   E. 肌层

5. 使小肠吸收面积扩大的结构有

    A. 肠绒毛   B. 皱襞   C. 小肠腺

    D. 吸收细胞的微绒毛   E. 潘氏细胞

（三）填空题

1. 消化管壁的四层由内向外为_____、_____、_____、_____。

2. 黏膜层分为_____、_____、_____三层。

3. 壁细胞分泌_____和_____。

4. 扩大小肠吸收面积的结构有_____、_____、_____。

5. 小肠绒毛由_____和_____向肠腔突出而成。

6. 小肠腺由_____向_____凹陷而形成。

7. 消化管黏膜由_____、_____和_____三层组成，_____是消化管各段结构差异最大、功能最重要的部分。

（四）名词解释

1. 小肠绒毛   2. 中央乳糜管

（五）简答题

试述小肠吸收有关的微细结构。

（冯照善 覃淑云 陈金绪）

消 化 腺

（一）单选题

1. 胰腺的腺泡细胞属于

    A. 浆液性腺细胞   B. 黏液性腺细胞   C. 混合性腺细胞

    D. 内分泌细胞   E. 固醇类分泌细胞

2. 下列哪项不属于肝小叶

    A. 中央静脉   B. 肝细胞   C. 肝血窦   D. 肝管   E. 胆小管

3. 不属于肝门管区的结构是

 A. 小叶间胆管   B. 小叶下静脉   C. 小叶间动脉

 D. 小叶间静脉   E. 小叶间的结缔组织

4. 在肝小叶内相通的结构是

 A. 胆小管与窦周隙   B. 中央静脉与肝血窦

 C. 中央静脉与胆小管   D. 肝血窦与胆小管

 E. 窦周隙与中央静脉

5. 与肝巨噬细胞无关的选项是

 A. 属于单核吞噬细胞系统   B. 可随血液在肝内移动

 C. 胞质内有发达的溶酶体   D. 表面有大量微皱褶、微绒毛和小球状突起

 E. 来自于单核细胞

6. 与胆小管无关的选项是

 A. 是相邻肝细胞的质膜局部凹陷而成的微细管道

 B. 肝细胞形成微绒毛突入管腔

 C. 在肝板内连成网

 D. 管壁由单层扁平上皮围成

 E. 靠近胆小管的相邻肝细胞膜形成连接复合体

7. 分泌胆汁的结构是

 A. 胆管   B. 胆囊   C. 肝细胞

 D. 胆小管   E. 小叶间胆管

8. 肝细胞与血浆在何处进行物质交换

 A. 肝血窦   B. 窦周隙   C. 中央静脉

 D. 肝细胞之间   E. 肝细胞和胆小管之间

9. 肝小叶内不与血浆接触的是

 A. 肝细胞血窦面的微绒毛   B. 库普弗细胞

 C. 肝细胞胆小管面的微绒毛   D. 肝血窦内皮细胞

 E. 贮脂细胞

10. 贮脂细胞除贮存脂肪的功能外还有

 A. 吞噬作用   B. 贮存铁   C. 贮存维生素 A

 D. 贮存维生素 C   E. 产生胶原纤维

11. 与肝防御功能有关的细胞是

 A. 肝细胞   B. 贮脂细胞   C. 肝血窦内皮细胞

 D. 肝巨噬细胞   E. 血管内皮细胞

12. 窦周隙存在于

    A. 肝细胞与肝窦内皮细胞之间

    B. 肝血窦内皮细胞之间

    C. 相邻肝细胞通道之间

    D. 肝血窦内皮细胞与肝巨噬细胞之间

    E. 肝细胞和胆小管之间

13. 下列哪种激素不属胰岛细胞的分泌物

    A. 胰高糖素   B. 生长抑素   C. 胰岛素

    D. 胰蛋白酶   E. 胰多肽

14. 关于胰岛的特征，何项错误

    A. 由内分泌细胞组成的细胞团

    B. HE 组织切片中可见 A、B、D、PP 四型细胞

    C. 细胞间有丰富的毛细血管

    D. 胰岛大小不等

    E. 位于腺泡之间

（二）多选题

1. 胰腺可分泌

    A. 胰液   B. 消化酶   C. 生长抑素   D. 高血糖素   E. 胰岛素

2. 肝板的结构特点是

    A. 以中央静脉为中心呈同心圆排列   B. 相邻肝板有吻合连接

    C. 一个肝板由数条肝细胞索组成   D. 肝板之间为肝血窦

    E. 胆小管位于肝板之间

3. 胆小管

    A. 位于肝细胞之间   B. 管壁为单层扁平上皮

    C. 有微绒毛   D. 周围有紧密连接

    E. 在靠近中央静脉处汇集成闰管

（三）填空题

1. 胰腺实质由_____和_____组成。

2. 肝小叶中央有一条沿其长轴走行的_____。_____和_____以_____为中心向周围呈放射状排列。

3. 门管区内可见三种伴行管道，即_____、_____和_____。

（四）名词解释

1. 肝小叶 2. 肝门管区

（五）简答题

1. 简述肝小叶的光镜结构。

2. 简述胆汁的合成及肝内排出途径。

（冯照善　覃淑云　陈金绪）

七、呼吸系统

（一）单选题

1. 肺导气部的最末段是

　　A. 细支气管　　　　　　B. 小支气管　　　　　　C. 终末细支气管

　　D. 呼吸性细支气管　　　E. 肺泡管

2. 不属于肺呼吸部的是

　　A. 终末细支气管　　　　B. 肺泡　　　　　　　　C. 呼吸性细支气管

　　D. 肺泡管　　　　　　　E. 肺泡囊

3. 肺小叶是指

　　A. 小支气管连同它的分支和肺泡

　　B. 细支气管连同它的分支和肺泡

　　C. 呼吸性细支气管连同它的分支和肺泡

　　D. 终末细支气管连同它的分支和肺泡

　　E. 叶支气管连同它的分支和肺泡

4. 有关肺呼吸部的错误选项是

　　A. 呼吸性细支气管壁上出现少量肺泡

　　B. 肺泡囊为若干肺泡的共同开口处

　　C. 肺泡管自身管壁结构很少，仅于相邻肺泡开口之间有结节状膨大

　　D. 肺泡管相邻肺泡开口之间的结节内无平滑肌

　　E. 肺泡开口于肺泡囊、肺泡管或呼吸性细支气管

5. 有关肺泡隔的错误选项是

　　A. 是相邻肺泡之间的薄层结缔组织　　　B. 其内有密集的有孔毛细血管

　　C. 有丰富的弹性纤维　　　　　　　　　D. 弹性纤维有回缩肺泡的作用

　　E. 吸烟可加速弹性纤维退化进程

6. 肺泡管的主要特征是

　　A. 管腔大而规则

　　B. 管壁上有少量肺泡开口

C. 自身的管壁结构很少，仅于相邻肺泡开口之间有结节状膨大

D. 膨大内部有少量软骨组织

E. 膨大内部不含平滑肌

7. 有关肺泡的错误选项是

　　A. 是肺进行气体交换的部位　　　B. 肺泡上皮由Ⅰ型和Ⅱ型肺泡细胞组成

　　C. 相邻肺泡间有肺泡孔相通　　　D. Ⅱ型肺泡细胞分泌表面活性物质

　　E. Ⅰ型肺泡细胞有增殖能力

8. 哪些部位管壁中的平滑肌收缩或舒张可调节进入肺小叶的气流量

　　A. 叶支气管和段支气管　　　　　B. 段支气管和细支气管

　　C. 小支气管和细支气管　　　　　D. 细支气管和终末细支气管

　　E. 小支气管和终末细支气管

9. 肺内分泌表面活性物质的细胞是

　　A. Ⅰ型肺泡细胞　　　B. Ⅱ型肺泡细胞　　　C. 肺泡巨噬细胞

　　D. 杯状细胞　　　　　E. 小颗粒细胞

10. 肺间质是指

　　A. 结缔组织　　　　　　　　　B. 结缔组织及血管

　　C. 结缔组织、血管、及淋巴管　　D. 结缔组织、血管、淋巴管及神经

　　E. 结缔组织、血管、淋巴管、神经及支气管的各级分支

11. 关于终末细支气管的结构，哪项错误

　　A. 管壁内透明软骨片少　　　B. 上皮为单层柱状

　　C. 无杯状细胞　　　　　　　D. 无腺体

　　E. 平滑肌形成完整的环形层

12. 肺导气部包括

　　A. 叶支气管、段支气管

　　B. 小支气管、细支气管、段支气管

　　C. 叶支气管、段支气管、小支气管、细支气管

　　D. 叶支气管、段支气管、小支气管、细支气管、终末细支气管

　　E. 叶支气管、段支气管、小支气管、细支气管、终末细支气管、呼吸细支气管

（二）多选题

1. 气管黏膜固有层

　　A. 位于上皮和黏膜肌之间　　　B. 含较多弹性纤维

　　C. 含较多浆细胞　　　　　　　D. 含混合性腺

　　E. 含小颗粒细胞

2. 在实质中，肺泡分布于

    A. 细支气管   B. 呼吸性细支气管   C. 肺泡管

    D. 终末细支气管   E. 肺泡囊

3. Ⅰ型肺泡细胞

    A. 能分泌肺泡表面活性物质   B. 占据肺泡腔面大部分面积

    C. 参与组成气 – 血屏障   D. 能胞吞表面活性物质

    E. 能增殖、自我更新

4. 肺巨噬细胞

    A. 可转变为尘细胞   B. 属于单核吞噬细胞系统

    C. 能吞噬尘埃与细菌   D. 存在于肺泡隔和肺泡腔

    E. 可迁移进入肺门淋巴结

5. 肺泡隔内有

    A. 丰富的弹性纤维   B. 丰富的毛细血管   C. 肺巨噬细胞

    D. 肺泡孔   E. 尘细胞

（三）填空题

1. 肺泡上皮由_____和_____组成，_____覆盖了肺泡约95％的表面积，是进行的_____部位。

2. 肺的呼吸部包括_____、_____、_____和_____。

3. 肺巨噬细胞由_____演化而来，具有活跃的_____。吞噬了较多尘粒的肺巨噬细胞称为_____。

4. 表面活性物质由_____细胞产生，该物质有稳定_____直径作用。

（四）名词解释

1. 肺小叶   2. 血 – 气屏障

（五）简答题

1. 简述肺泡的微细结构及其功能。

2. 简述肺泡隔的微细结构及其功能。

（冯照善　覃淑云　陈金绪）

八、泌尿系统

（一）单选题

1. 肾单位由下列哪项构成

    A. 肾小体和肾小管   B. 肾小体和集合管系

    C. 泌尿小管和肾小管   D. 肾小管和集合管系

    E. 肾小囊和肾小管

2. 关于肾小体血管球的错误选项是

    A. 肾小囊中的一团盘曲的毛细血管   B. 毛细血管汇成一条出球微动脉

    C. 是一种独特的动脉性毛细血管   D. 毛细血管为有孔型

    E. 孔上多有隔膜

3. 关于血管系膜的错误选项是

    A. 系膜细胞为特化的成纤维细胞   B. 连接于毛细血管之间

    C. 球内系膜细胞呈星状突起   D. 系膜细胞能合成基膜和系膜基质的成分

    E. 系膜基质在血管球内起支持和通透的作用

4. 下列对肾小囊的描述错误的一项是

    A. 是肾小管起始部膨大内陷而成的杯状双层囊

    B. 壁层为单层扁平上皮

    C. 脏层为足细胞

    D. 壁层上皮在尿极处与近曲小管的上皮相延续

    E. 裂孔上无膜

5. 下列哪项不属于足细胞

    A. 细胞有许多大小不等的突起

    B. 胞体突向肾小囊腔

    C. 从胞体伸出几个大的初级突起，从初级突起上再分出许多指状的次级突起

    D. 次级突起之间有宽约 25nm 的裂隙，称裂孔

    E. 裂孔的宽度是固定不变的

6. 不是近曲小管特点的选项是

    A. 管壁上皮细胞分界较清晰   B. 胞体大，胞质嗜酸性

    C. 上皮细胞呈立方形或锥形   D. 核圆，位于近基部

    E. 上皮细胞腔面有刷状缘，基部有纵纹

7. 不属于远端小管特点的选项是

    A. 管腔大而规则   B. 上皮细胞呈立方形

    C. 核位于细胞的中央   D. 胞质着色浅

    E. 上皮细胞腔面有刷状缘，基部纵纹明显

8. 球旁细胞是指

    A. 出球微动脉行至近肾小体血管极处管壁上的平滑肌细胞转变而来

    B. 入球微动脉行至近肾小体血管极处管壁上的平滑肌细胞转变而来

    C. 出球微动脉行至近肾小体血管极处管壁上的内皮细胞转变而来

D. 入球微动脉行至近肾小体血管极处管壁上的内皮细胞转变而来

E. 系指血管球处的系膜细胞

9. 关于肾小体结构的描述，哪项错误

    A. 由血管球和肾小囊组成   B. 血管球是一团动脉性毛细血管祥

    C. 肾小囊壁层为单层扁平上皮   D. 肾小囊脏层为足细胞

    E. 肾小体大小一致

10. 关于血管球的结构特征，哪项错误

    A. 由入球微动脉分支而形成   B. 为窦状毛细血管

    C. 被肾小囊包裹   D. 内皮腔面被覆有糖蛋白

    E. 参与构成滤过屏障

11. 关于滤过膜的结构特征，哪项错误

    A. 血管球毛细血管内皮有许多小孔

    B. 内皮腔面有一层带负电荷的糖蛋白

    C. 足细胞突起包绕毛细血管，突起间有裂孔

    D. 足细胞裂孔上无隔膜有利于滤过

    E. 内皮与足细胞间有一层完整的基膜

（二）多选题

1. 肾小体的正确描述是

    A. 肾小体由血管球和肾小囊组成   B. 有血管极和尿极

    C. 不同部位的肾小体大小不一   D. 肾小体仅位于皮质迷路内

    E. 不同部位的肾小体产生原尿的量相同

2. 关于血管球的正确描述是

    A. 动脉性毛细血管网   B. 入球微动脉管径大于出球微动脉

    C. 有孔内皮   D. 内皮外没有完整基膜

    E. 毛细血管内的压力很高

3. 滤过膜的组成包括

    A. 毛细血管有孔内皮   B. 基膜

    C. 足细胞的次级突起   D. 裂孔膜

    E. 肾小囊壁层上皮

4. 有利于滤过的因素包括

    A. 肾血流量大   B. 血管球内的压力较高

    C. 血管球的毛细血管是有孔型   D. 肾血管通路中先后形成两次毛细血管

    E. 没有完整的基膜

5. 近端小管上皮细胞与物质重吸收有关的结构是

    A. 微绒毛   B. 侧突   C. 质膜内褶   D. 线粒体   E. 纤毛

6. 球旁复合体的组成是

    A. 球旁细胞   B. 球内系膜细胞   C. 球外系膜细胞

    D. 致密斑   E. 足细胞

（三）填空题

1. 肾实质分为_____和_____。

2. 泌尿小管包括_____和_____两部分。

3. 肾单位由_____和_____两部分组成。

4. 肾小体由_____和_____组成。肾小体有两个极，即_____和_____。

5. 肾小囊外层为_____，内层细胞称为_____。

（四）名词解释

1. 肾单位   2. 滤过屏障

（五）简答题

简述近曲小管和远曲小管的光镜结构特点。

（冯照善　覃淑云　陈金绪）

九、内分泌系统

（一）单选题

1. 下列哪项不属于内分泌腺

    A. 胸腺   B. 肾上腺   C. 甲状腺   D. 垂体   E. 甲状旁腺

2. 关于甲状腺的结构特征哪项是错误的

    A. 由滤泡上皮细胞构成滤泡状结构

    B. 滤泡腔内含有甲状腺球蛋白

    C. 上皮细胞的高低与功能状态有关

    D. 滤泡之间或滤泡上皮细胞之间有滤泡旁细胞

    E. 滤泡旁细胞分泌甲状腺素

3. 关于内分泌腺，哪项最正确

    A. 无导管   B. 毛细血管丰富

    C. 腺细胞排列成索状、团状或滤泡状   D. 产生激素

    E. 以上都对

4. 关于肾上腺皮质球状带，哪项最正确

    A. 分泌盐皮质激素　　　　　　　　　B. 位于被膜下

    C. 腺细胞聚集成球形　　　　　　　　D. 在皮质所占体积仅次于束状带

    E. 以上都对

5. 关于肾上腺皮质束状带，哪项正确

    A. 位于皮质最内层　　　B. 分泌糖皮质激素　　　C. 腺细胞呈嗜酸性

    D. 腺细胞为球形　　　　E. 分泌盐皮质激素

6. 肾上腺中分泌性激素的细胞位于

    A. 皮质网状带　　　　　B. 皮质束状带　　　　　C. 皮质球状带

    D. 髓质　　　　　　　　E. 紧邻中央静脉的区域

7. 下列哪种激素不是肾上腺皮质细胞分泌的

    A. 盐皮质激素　　　　　B. 糖皮质激素　　　　　C. 雄激素

    D. 肾上腺素　　　　　　E. 雌激素

8. 腺垂体嗜碱性细胞可分泌

    A. 促甲状腺素、促肾上腺皮质素、黄体生成素

    B. 促甲状腺素、催乳激素、卵泡刺激素

    C. 促甲状腺素、促肾上腺皮质素、促性腺激素

    D. 催乳素、抗利尿激素、生长激素

    E. 促甲状腺素、催产素、卵泡刺激素

（二）多选题

1. 甲状腺滤泡旁细胞

    A. 分泌甲状腺素　　　　　　　　　　B. 分泌降钙素

    C. 在 HE 染色组织切片中胞质浅染 D. 位于滤泡之间和滤泡上皮细胞之间

    E. 分泌甲状旁腺素

2. 参与调节血钙浓度的内分泌细胞有

    A. 垂体嗜酸性细胞　　　　　　　　　B. 甲状旁腺主细胞

    C. 甲状旁腺嗜酸性细胞　　　　　　　D. 甲状腺滤泡旁细胞

    E. 松果体细胞

3. 肾上腺皮质的结构特点是

    A. 有丰富的血窦

    B. 腺细胞有类固醇激素分泌细胞的超微结构特点

    C. 由表及里分为球状带、束状带和网状带

    D. 束状带最厚

E. 三个带之间并无截然的界限

4. 肾上腺皮质球状带的特点是

    A. 腺细胞聚集成球团状   B. 分泌性激素

    C. 分泌盐皮质激素   D. 细胞内含嗜铬颗粒

    E. 分泌皮质醇

5. 肾上腺皮质网状带的特点是

    A. 腺细胞索相互吻合成网状   B. 分泌少量雌激素

    C. 分泌雄激素   D. 腺细胞嗜酸性强

    E. 位于被膜下方

（三）填空题

1. 内分泌细胞的分泌物称_____。

2. 每种激素作用的特定器官或特定细胞，称为这种激素的_____或_____。

3. 肾上腺皮质由浅入深依次分为_____、_____和_____。

4. 垂体由_____和_____两部分组成。

（四）名词解释

激素

（五）简答题

1. 简述甲状腺滤泡的光镜结构和功能。

2. 简述肾上腺皮质的光镜结构和功能。

（冯照善　覃淑云　陈金绪）

十、生殖系统

男性生殖系统

（一）单选题

1. 构成成人生精小管内生精上皮的细胞是

    A. 支持细胞与间质细胞   B. 支持细胞与生精细胞

    C. 间质细胞与生精细胞   D. 支持细胞和精原细胞

    E. 间质细胞和精原细胞

2. 关于生精小管的描述哪项错误

    A. 位于睾丸小叶内

    B. 为弯曲细长的小管

  C. 在睾丸小叶变成短而直的直精小管

  D. 管壁上皮基膜外侧有肌样细胞和胶原纤维

  E. 是产生精子的小管

3. 关于精原细胞的描述哪项错误

  A. 为最幼稚的生精细胞

  B. 是青春期前唯一存在于生精小管内的生精细胞

  C. 分 A、B 两型

  D. 位于基膜内侧

  E. A 型精原细胞经数次分裂后分化为初级精母细胞

4. 生精小管的切面中最不容易见到的生精细胞是

  A. 精原细胞   B. 初级精母细胞   C. 次级精母细胞

  D. 精子细胞   E. 精子

5. 关于精子的描述哪项错误

  A. 由精子细胞变态形成   B. 头部正面观呈卵圆形

  C. 头部有一个高度浓缩的细胞核   D. 精子形成后即有主动运动功能

  E. 头部嵌入支持细胞顶部胞质中

6. 生精小管不含何种细胞

  A. 支持细胞   B. 间质细胞   C. 精原细胞

  D. 初级精母细胞   E. 精子细胞

（二）多选题

1. 精子发生过程包括

  A. 精原细胞的增殖   B. 精母细胞的减数分裂

  C. 精子形成   D. 精子功能的成熟

  E. 精子获能

2. 生精细胞中具有单倍体 DNA 的是

  A. 精原细胞   B. 初级精母细胞   C. 次级精母细胞

  D. 精子细胞   E. 精子

3. 血 – 睾屏障的组成包括

  A. 毛细血管内皮   B. 基膜   C. 结缔组织

  D. 支持细胞间的紧密连接   E. 生精细胞

4. 睾丸间质细胞

  A. 分泌雄激素结合蛋白   B. 位于生精小管的结缔组织

  C. 胞体大，圆形或多边形   D. 胞质嗜酸性

  E. 分泌雄激素

（三）填空题

1. 成人的生精小管由_____构成，由_____和_____细胞组成。

2. 生精细胞包括_____、_____、_____、_____和_____。

3. 精原细胞分_____、_____两型，其中_____是生精的干细胞，_____经数次分裂后分化为初级精母细胞。

4. 初级精母细胞的核型为_____，次级精母细胞的核型为_____。

5. 次级精母细胞不进行 DNA 复制，迅速进入_____，产生两个_____。

6. 精子头内有一个高度浓缩的_____，其前 2/3 有_____覆盖。

（四）名词解释

血 – 生精小管屏障（血 – 睾屏障）

（五）简答题

试述精子发生的主要过程。

（冯照善　覃淑云　陈金绪）

女性生殖系统

（一）单选题

1. 关于卵巢的描述哪项错误

　　A. 产生卵细胞，分泌女性激素

　　B. 表面为单层立方或扁平的表面上皮

　　C. 皮质与髓质界限明显

　　D. 卵巢门处的结缔组织含少量门细胞，分泌雄激素

　　E. 绝经期后停止排卵

2. 初级卵泡阶段不包括下列哪项

　　A. 卵母细胞为初级卵母细胞

　　B. 卵泡膜形成

　　C. 卵泡细胞由单层扁平变单层立方或柱状或多层

　　D. 出现放射冠

　　E. 出现透明带

3. 关于透明带的描述哪项错误

　　A. 由卵泡细胞分泌产生

　　B. 存在于初级卵母细胞和放射冠的卵泡细胞之间

　　C. 呈均质状、折光性强、嗜酸性

　　D. 从初级卵泡开始出现

　　E. 可见初级卵母细胞的微绒毛穿过

4. 与排卵无关的选项是

 A. 一般发生在月经周期的第 14 天

 B. 通常左、右卵巢交替排卵

 C. 排卵时，次级卵母细胞联同放射冠、透明带、颗粒层和卵泡液排出，进入输卵管

 D. 成熟卵泡破裂，次级卵母细胞从卵巢排出的过程

 E. 一般每次排一个卵

5. 与黄体无关的选项是

 A. 颗粒黄体细胞由颗粒细胞分化形成

 B. 膜黄体细胞由膜细胞分化形成

 C. 可分泌孕激素和雌激素

 D. 妊娠黄体还分泌松弛素

 E. 雌激素、孕激素和松弛素均为类固醇激素

6. 闭锁卵泡发生在卵泡发育的哪个阶段

 A. 在发育的各个阶段　　 B. 原始卵泡　　 C. 初级卵泡

 D. 次级卵泡　　 E. 成熟卵泡

7. 月经期血液中哪种激素含量下降

 A. 卵泡刺激素　　 B. 黄体生成素　　 C. 雌激素

 D. 孕激素　　 E. 雌激素和孕激素

8. 关于子宫内膜的叙述，哪项错误

 A. 浅层和深层的结构不同

 B. 上皮细胞有纤毛细胞和分泌细胞

 C. 子宫腺和螺旋动脉有周期性改变

 D. 基质细胞的形态结构无周期性变化

 E. 月经期浅层内膜脱落

9. 子宫内膜处于增生早期，卵巢内发生的主要变化是

 A. 原始卵泡形成　　　　 B. 黄体发育

 C. 卵母细胞完成第一次成熟分裂　　 D. 卵泡发育

 E. 卵泡成熟

（二）多选题

1. 卵泡细胞

 A. 在卵泡生长过程中增殖活跃　　 B. 在次级卵母细胞阶段出现卵泡腔

 C. 可在卵泡周边形成颗粒层　　 D. 参与雌激素的合成与分泌

 E. 参与卵泡液的形成

2. 卵巢的功能是

    A. 产生卵细胞   B. 分泌雌激素   C. 分泌雄激素

    D. 分泌孕激素   E. 分泌松弛素

3. 卵巢分泌雌激素的细胞有

    A. 门细胞   B. 基质细胞   C. 膜细胞与颗粒细胞

    D. 黄体细胞   E. 膜黄体细胞

4. 排卵时，从卵泡中排出

    A. 初级卵母细胞   B. 次级卵母细胞   C. 放射冠

    D. 卵泡液   E. 透明带

5. 月经期

    A. 为月经周期的第 1~6 天   B. 螺旋动脉短暂收缩后扩张

    C. 雌激素、孕激素水平下降   D. 内膜全部缺血，坏死，脱落，从阴道排出

    E. 内膜功能层脱落

6. 月经周期的增生期

    A. 又称卵泡期   B. 上皮细胞内出现糖原

    C. 子宫腺增多，增长   D. 基质水肿明显

    E. 螺旋动脉增长

7. 子宫内膜处于分泌期时

    A. 为月经周期的第 15~28 天   B. 卵巢内黄体功能活跃

    C. 子宫腺腔充满分泌物   D. 基质内出现大量组织液而水肿

    E. 子宫内膜继续增厚

（三）填空题

1. 卵泡的发育分为_____、_____、_____和_____四个时期。

2. 原始卵泡位于_____，由一个_____和周围一层_____的_____构成。

3. 初级卵母细胞在胚胎时期由卵原细胞分裂分化形成，并长期停滞在_____，直至_____才完成分裂。

4. 透明带是由_____和_____共同分泌的。

5. 子宫内膜可分为浅表的_____和深部的_____。_____较厚，自青春期开始，在卵巢激素作用下，发生周期性剥脱、出血，即_____。

6. 月经周期的 28 天中，第 1~4 天为_____；第 5~14 天为_____，又称_____；15~28 天为_____，又称_____。

（四）名词解释

1. 排卵　　2. 黄体　　3. 月经周期

（五）简答题

1. 简述分泌期子宫内膜的光镜结构。

2. 简述排卵的含义及其过程。

（冯照善　覃淑云　陈金绪）

十一、眼和耳

单选题

1. 眼内更新快的屈光介质是

　　A. 角膜　　B. 房水　　　C. 晶状体　　D. 玻璃体　　E. 泪液膜

2. 房水产生于

　　A. 睫状体上皮

　　B. 睫状体上皮的色素上皮细胞

　　C. 睫状体的血液渗出和非色素上皮细胞分泌

　　D. 虹膜的色素上皮层

　　E. 晶状体上皮

3. 视网膜中央凹处有

　　A. 色素上皮细胞和视锥细胞　　　B. 色素上皮细胞和视杆细胞

　　C. 视杆细胞和视锥细胞　　　　　D. 视锥细胞和双极细胞、节细胞

　　E. 视杆细胞、节细胞

4. 哪种细胞的突起形成视神经

　　A. 双极细胞　　　　　B. 视杆细胞　　　　　C. 视锥细胞

　　D. 节细胞　　　　　　E. 色素上皮细胞

5. 角膜上皮为

　　A. 复层柱状上皮　　　　　B. 未角化复层上皮

　　C. 复层扁平上皮　　　　　D. 未角化的复层扁平上皮

　　E. 角化的复层扁平上皮

6. 感受直线变速运动和静止状态的结构是

　　A. 血管纹　　　　　　B. 听弦　　　　　　C. 位觉斑

　　D. 螺旋器　　　　　　E. 壶腹嵴

7. 视网膜能感受强光和色觉的是

    A. 色素上皮细胞   B. 视锥细胞   C. 视杆细胞

    D. 双极细胞   E. 节细胞

8. 含视紫红质、感暗光和弱光的是

    A. 色素上皮细胞   B. 视杆细胞   C. 视锥细胞

    D. 双极细胞   E. 节细胞

9. 感受头部旋转运动的结构是

    A. 血管纹   B. 听弦   C. 螺旋器

    D. 位觉斑   E. 壶腹嵴

10. 感受声波刺激的结构是

    A. 位觉斑   B. 壶腹嵴   C. 血管纹

    D. 螺旋器   E. 听弦

（冯照善　覃淑云　陈金绪）

十二、人体胚胎学总论

（一）单选题

1. 受精时精子穿入

    A. 卵原细胞   B. 初级卵母细胞   C. 次级卵母细胞

    D. 成熟卵细胞   E. 原始卵泡

2. 胚泡的结构由下列哪项组成

    A. 滋养层、内细胞群、胚泡腔   B. 内细胞群、胚泡腔、绒毛膜

    C. 滋养层、内细胞群、胚外体腔   D. 胚盘、绒毛膜、胚泡腔

    E. 滋养层、内细胞群

3. 胎膜包括

    A. 羊膜、卵黄囊、尿囊、体蒂、绒毛膜

    B. 卵黄囊、羊膜、脐带、胎膜、绒毛膜

    C. 羊膜、卵黄囊、脐带、尿囊、绒毛膜

    D. 胎盘、脐带、羊膜、卵黄囊、绒毛膜

    E. 蜕膜、体蒂、羊膜、卵黄囊

4. 受精大多发生的部位是

    A. 输卵管漏斗部   B. 输卵管壶腹部   C. 输卵管峡部

    D. 输卵管子宫部   E. 子宫体和底部

5. 透明带消失于

　　A. 排卵时　　　　　　　　B. 受精时　　　　　　　　C. 胚泡期

　　D. 桑椹胚期　　　　　　　E. 卵裂期

6. 胚泡植入后的子宫内膜称

　　A. 蜕膜　　　B. 胎膜　　　C. 绒毛膜　　　D. 羊膜　　　E. 胎盘膜

7. 前置胎盘是由于胚泡植入在

　　A. 子宫前壁　　　　　　　B. 近子宫颈处　　　　　　C. 子宫后壁

　　D. 子宫底壁　　　　　　　E. 子宫颈管

8. 胎盘的组成是

　　A. 丛密绒毛膜和包蜕膜　　　　　　B. 丛密绒毛膜和壁蜕膜

　　C. 丛密绒毛膜和基蜕膜　　　　　　D. 平滑绒毛膜和基蜕膜

　　E. 平滑绒毛膜和包蜕膜

9. 分隔母血与胎儿血的结构是

　　A. 胎盘　　　　　　　　　B. 胚盘　　　　　　　　　C. 胎盘隔

　　D. 胎盘屏障　　　　　　　E. 羊膜和绒毛膜

10. 人胚初具雏形的时间是

　　A. 第 4 周　　　　　　　　B. 第 8 周　　　　　　　　C. 第 10 周

　　D. 第 3 个月　　　　　　　E. 第 4 个月

11. 在妊娠后期胎儿生长发育于

　　A. 胚外体腔　　　　　　　B. 子宫腔　　　　　　　　C. 卵黄囊腔

　　D. 羊膜腔　　　　　　　　E. 胚泡腔

12. 胎盘母体面观最显著的特点是

　　A. 表面光滑有羊膜覆盖　　　　　　B. 表面有绒毛膜覆盖

　　C. 蜕膜碎片　　　　　　　　　　　D. 有脐带附着

　　E. 表面粗糙，可见胎盘小叶

（二）填空题

1. 从受精后到胎儿发育成熟、娩出约需_____天。

2. 胚胎发育可分为三个时期，从受精到第 2 周末为_____期，从第 3 周到第 8 周为_____期、从第 9 周到第 38 周为_____期。

3. 受精的部位在_____。

4. 胚泡植入部位一般在_____和_____。

5. 宫外孕常发生在_____。

6. 妊娠子宫内膜功能层，称为_____。根据它与胚泡植入的位置关系分为三部分：_____、_____和_____。

7. 胎盘的组织结构＿＿＿＿＿＿＿、＿＿＿＿＿＿＿。

8. 胎盘屏障的组成＿＿＿＿＿＿＿、＿＿＿＿＿＿＿、＿＿＿＿＿＿＿、＿＿＿＿＿＿＿。

9. 胎盘分泌的激素＿＿＿＿＿＿＿、＿＿＿＿＿＿＿、＿＿＿＿＿＿＿。

（三）名词解释

1. 获能　2. 受精　3. 卵裂　4. 胚盘　5. 植入　6. 蜕膜

（四）简答题

1. 简述受精的过程。

2. 简述受精的意义。

3. 简述胚泡植入的基本条件。

4. 简述胎盘的血液循环。

5. 试述胎盘的组成、结构和功能。

（覃淑云　陈金绪）

十三、颜面、四肢的发生与消化、呼吸系统的发生

（一）单选题

1. 在颜面形成的早期，鼻板出现在
   A. 额鼻隆起的上部，左右一对　　B. 额鼻隆起的下缘，左右一对
   C. 额鼻隆起的下缘，正中处一个　D. 上颌隆起的上缘，左右一对
   E. 上颌隆起的上缘，正中处一个

2. 正中腭突来自
   A. 内侧鼻隆起　　B. 外侧鼻隆起　　C. 上颌隆起
   D. 下颌隆起　　E. 以上都不对

3. 腭的发生是
   A. 正中腭突形成腭的大部　　B. 正中腭突和外侧腭突各形成腭的一半
   C. 外侧腭突形成腭的大部　　D. 外侧腭突形成腭的全部，正中腭突退化
   E. 正中腭突形成腭的全部，外侧腭突退化

4. 唇裂是由于
   A. 两侧的上颌隆起未愈合　　B. 两侧的内侧鼻隆起未愈合
   C. 两侧的外侧鼻隆起未愈合　　D. 同侧的上颌隆起与内侧鼻隆起未愈合
   E. 同侧的上颌隆起与外侧鼻隆起未愈合

5. 面斜裂是由于
   A. 两侧的上颌隆起未愈合　　B. 两侧的内侧鼻隆起未愈合

C. 两侧的外侧鼻隆起未愈合　　　　D. 同侧的内，外侧鼻隆起未愈合

E. 以上都不对

6. 构成原始消化管壁的是

　　A. 内胚层　　　　　　　　　　　B. 脏壁中胚层

　　C. 脏壁中胚层和内胚层　　　　　D. 体壁中胚层和内胚层

　　E. 内胚层，脏壁中胚层和体壁中胚层

7. 消化系统和呼吸系统的发生在一章内叙述是因为

　　A. 两者都是管道性器官组成

　　B. 两者的主要器官均来自原始消化管

　　C. 两者均经口与鼻与外界相通

　　D. 两者的管壁均分黏膜，黏膜下层，肌层和外膜

　　E. 机体通过两者从外界摄取物质

8. 胚盘向腹侧包卷形成

　　A. 原始消化管　　　　　B. 呼吸道　　　　　　C. 胚外体腔

　　D. 卵黄囊　　　　　　　E. 神经管

9. 中肠襻在发育演变中共旋转

　　A. 90°　　　B. 180°　　　C. 270°　　　D. 360°　　　E. 450°

10. 上皮细胞增殖迁移形成胸腺的是

　　A. 第 1 对咽囊　　　　B. 第 2 对咽囊　　　　C. 第 3 对咽囊

　　D. 第 4 对咽囊　　　　E. 第 5 对咽囊

11. 第二对咽囊分化为

　　A. 外耳道　　　　　　B. 中耳鼓室　　　　　　C. 咽鼓室

　　D. 腭扁桃体窝　　　　E. 以上都不对

12. 呼吸道的始基发生在

　　A. 口凹的底壁　　　　B. 鼻窝的底壁　　　　　C. 食管的底壁

　　D. 原始咽的底壁　　　E. 以上都不对

13. 透明膜病是由于

　　A. 肺泡 Ⅱ 型细胞不能分泌表面活性物质

　　B. 肺泡 Ⅰ 型细胞发生透明性变性

　　C. 肺泡隔内的毛细血管发育不良

　　D. 肺泡表面覆以浓厚的黏液

　　E. 肺间质分化不良

（二）填空题

1. 颜面发生的早期，原始口腔（口凹）是由一个_____，一对_____和一对_____围成，其底是_____。

2. 前腭裂是由于_____和_____未愈合，正中腭裂是由于_____和_____未愈合所致。

3. 鼻板中央向深部凹陷为_____，其内，外侧的隆起分别称_____和_____，前者发育形成_____和_____，后者参与形成_____和_____。

4. 原始消化管分_____，_____，_____三段，前端与_____相接处有_____封闭，后端与_____相连处以_____封闭。

5. 消化管从_____到_____是由中肠分化而来，从_____至_____是由后肠分化而来。

6. 在胚胎发育中，中肠祥于_____（周）突和脐腔，于_____（周）退回腹腔，在此过程中中肠襻以_____为中轴，按_____方向旋转。

7. 泄殖腔被_____分隔为两部分，腹侧份称_____，主要分化为_____和_____，背侧份称_____，分化为_____和_____。

8. 胎儿肝发育时期，_____能合成一种蛋白质，而在出生后则不再合成，这种蛋白质称为_____；当成人血液内出现这种蛋白质应被怀疑患有_____病。

9. 胰腺两个原基_____是_____和，它们发生的部位是_____。

（覃淑云　陈金绪）

十四、泌尿系统和生殖系统的发生

（一）单选题

1. 第 4 周末胚体后壁出现的左右一对纵行隆起是

    A. 尿生殖嵴　　　　　　B. 神经嵴　　　　　　C. 体节

    D. 背主动脉　　　　　　E. 间介中胚层

2. 输尿管芽来自

    A. 泄殖腔末端　　　　　B. 尿生殖窦末端　　　　C. 中肾管末端

    D. 尿生殖窦头端　　　　E. 中肾管头端

3. 后肾产生的尿液排入

    A. 尿囊内　　　　　　　B. 卵黄囊内　　　　　　C. 胚内体腔

    D. 胚外体腔内　　　　　E. 以上均不对

4. 集合小管来自

    A. 前肾小管　　　　　　　B. 中肾小管　　　　　　C. 生后肾原基

    D. 输尿管芽　　　　　　　E. 以上都不对

5. 后肾的发生中

    A. 肾盏与集合小管相连接　　　　　B. 集合小管与远端小管相连接

    C. 远端小管与细段相连接　　　　　D. 细段与近端小管相连接

    E. 近端小管与肾小体相连接

6. 肾小管起源于

    A. 前肾小管　　　　　　　B. 中肾小管　　　　　　C. 中肾管

    D. 输尿管芽　　　　　　　E. 以上都不对

7. 泄殖腔被分隔后，尿生殖窦是它的

    A. 左侧份　　　　　　　　B. 右侧份　　　　　　　C. 腹侧份

    D. 背侧份　　　　　　　　E. 头侧份

8. 膀胱主要来自

    A. 尿囊根部　　　　　　　B. 尿生殖窦上段　　　　C. 尿生殖窦中段

    D. 尿生殖窦下段　　　　　E. 中肾管根部

9. 多囊肾内的囊肿是

    A. 肾小管积液　　　　　　B. 集合小管积液　　　　C. 肾盏膨大

    D. 静脉曲张　　　　　　　E. 淋巴管扩张

10. 中肾管分化形成下列结构，其中哪一项除外

    A. 附睾管　　　　　　　　B. 输精管　　　　　　　C. 射精管

    D. 精囊　　　　　　　　　E. 尿道

11. 尿囊退化后残留在体内一部分变为

    A. 膀胱底　　　　　　　　B. 肝圆韧带　　　　　　C. 膀胱三角

    D. 脐中韧带　　　　　　　E. 以上都不对

12. 原始生殖细胞来自

    A. 胚外中胚层　　　　　　B. 尿囊内胚层　　　　　C. 卵黄囊内胚层

    D. 胚内中胚层　　　　　　E. 生殖腺嵴表面上皮

13. 能分泌抗中肾旁管激素的胚胎细胞是

    A. 睾丸的精原细胞　　　　B. 睾丸的支持细胞　　　C. 睾丸的间质细胞

    D. 卵巢的卵原细胞　　　　E. 卵巢的卵泡细胞

14. 人胚胎外阴可分辨性别约在

    A. 第 4 周　　　B. 第 6 周　　　C. 第 9 周　　　D. 第 5 个月　　　E. 第 8 个月

15. 中肾管正常发育分化，其管壁细胞需具有

    A. 雄激素受体　　　　　　　　B. 雌激素受体

    C. 孕激素受体　　　　　　　　D. 雌激素受体和孕激素受体

    E. 促性腺激素受体

16. 隐睾患者不育症的原因是

    A. 无精液生成　　　　　　　　B. 生精小管内无支持细胞

    C. 雄激素分泌不足　　　　　　D. 附睾管不通畅

    E. 以上都不是

17. 睾丸女性化综合征的主要缺陷是

    A. 睾丸不能分泌雄激素　　　　B. 体细胞缺乏雄激素受体

    C. 睾丸不能产生精子　　　　　D. 睾丸支持细胞功能缺陷

    E. 以上都不对

18. 泌尿系统和生殖系统的主要器官起源于

    A. 体壁中胚层　　　　　B. 脏壁中胚层　　　　　C. 体节

    D. 间介中胚层　　　　　E. 脊索

（二）填空题

1. 胚胎第 4 周末_____，的体积不断增大，在胚体后壁形成左右一对纵行隆起称为_____，它继而分为内外两部分，内侧分为_____，外侧分为_____。

2. 后肾是由_____和_____两部分发育分化而成的。

3. 多囊肾是由于后肾发生中_____与_____未接通，使_____在_____内积聚。

4. 睾丸和卵巢形成中起初是位于_____，它们的尾侧有一条由_____形成的索状结构称为_____，其末端与_____相连。

5. 睾丸下降过程在通过_____时，形成的_____包在睾丸周转随同进入阴囊，称其为_____。

6. 胚胎性别未分化期有两套生殖管道即_____和_____，其中下端开口于泄殖腔的是_____，下段在中线合并的是_____，上端开口于腹腔的是_____。

7. 新生女婴外观不见阴道，轻度缺陷是_____未穿通，中度缺陷是_____未形成管腔，重度缺陷是_____未形成阴道板。

（覃淑云　陈金绪）

十五、心血管系统的发生

单选题

1. 造血干细胞来自

   A. 内胚层   B. 外胚层   C. 胚内中胚层

   D. 胚外中胚层   E. 滋养层

2. 人胚胎血液循环功能起始于

   A. 第 3 周末   B. 第 5 周末   C. 第 8 周末

   D. 第 3 个月   E. 第 4 个月

3. 人胚胎最早的造血场所是

   A. 肝   B. 骨髓   C. 脾   D. 尿囊   E. 卵黄囊

4. 原始心脏发生于

   A. 脊索腹侧的中胚层   B. 口咽膜头端的内胚层

   C. 前肠腹侧的中胚层   D. 口咽膜头端的中胚层

   E. 以上都不对

5. 心管的 4 个膨大从头至尾依次为

   A. 静脉窦，心房，心室，心球   B. 心球，心房，心室，静脉窦

   C. 心房，心室，心球，静脉窦   D. 心室，心房，静脉窦，心球

   E. 以上都不对

6. 心球的一部分参与形成

   A. 左心室   B. 右心室   C. 左心房

   D. 右心房   E. 静脉窦

7. 原始心房分隔时出现的第 1 房间孔是

   A. 第 1 房间隔与心内膜垫之间   B. 第 2 房间隔与心内膜垫之间

   C. 第 1 房间隔上部变薄穿孔形成   D. 第 2 房间隔上部穿孔形成

   E. 以上都不对

8. 胎儿左、右心房间的血流方向是

   A. 右心房血经第 1 房间孔至左心房   B. 左心房血经第 2 房间孔至右心房

   C. 右心房血经卵圆孔至左心房   D. 左心房血经卵圆孔至右心房

   E. 左，右心房血经卵圆孔双向流动

9. 心内膜垫发生于

   A. 心球与心室之间的心内膜   B. 心室与心房之间的心内膜

C. 心房与静脉窦之间的心内膜   D. 静脉与静脉窦之间的心内膜

E. 动脉与心球之间的心内膜

10. 原始心房最终演变为

A. 心房的全部   B. 心房的大部

C. 心房的静脉开口根部   D. 心耳

E. 萎缩退化

11. 左、右心房完全分隔是在

A. 胎儿第 4 个月   B. 胎儿第 6 个月

C. 胎儿第 8 个月   D. 出生前不久

E. 出生后一年左右

12. 室间孔关闭是在

A. 胚胎第 7~8 周   B. 胎儿第 4 个月

C. 胎儿第 8 个月   D. 出生前不久

E. 出生后不久

13. 关于胎儿的血液循环以下哪一项是错误的

A. 富含营养的脐静脉血大部经静脉导管入下腔静脉

B. 进入右心房的下腔静脉血大部入右心室

C. 肺动脉的血大部经动脉导管入主动脉

D. 主动脉弓的血大部分布到头颈部

E. 脐动脉内的静脉血输至胎盘

（覃淑云）

参考答案

一、绪论和细胞

单选题

1. B　2. C　3. B　4. D　5. B　6. D　7. D　8. B　9. E　10. B

二、基本组织

上皮组织

（一）单选题

1. C　2. B　3. B　4. E　5. A　6. A　7. D　8. C　9. E　10. C　11. D　12. A　13. D
14. D　15. A　16. E　17. B　18. D　19. D　20. B

（二）多选题

1. ACD　2. BCD　3. AB　4. ACD　5. ABD

（三）填空题

1. 极性　游离面　基底面　2. 内皮　间皮　3. 形状　层数　4. 血管　结缔组织

（四）名词解释

1. 间皮——是指分布在胸膜、腹膜和心包膜表面的单层扁平上皮。其壁薄，游离面光滑，有利于面光滑利于内脏运动。

2. 内皮——是指衬贴在心血管和淋巴管腔面的单层扁平上皮。其壁薄，游离面光滑，有利于血液、淋巴液流动及物质透过。

（五）简答题

大量形态较规则的细胞，排列紧密，少量的细胞间质；细胞呈极性分布，分游离面和基底面；上皮组织一般无血管；上皮细胞侧面有特殊的细胞连接；上皮组织神经末梢丰富；被覆上皮根据分布的部位不同，分别具有保护、吸收、分泌和排泄等功能。

结缔组织

（一）单选题

1. C　2. D　3. D　4. E　5. D　6. E　7. D　8. B　9. A　10. D　11. A　12. C　13. A
14. C　15. B　16. A　17. C　18. D　19. D　20. E　21. B　22. B　23. E　24. D　25. E
26. C　27. B　28. D　29. D　30. B　31. E　32. C　33. E　34. C　35. B　36. C　37. E
38. D　39. B

（二）多选题

1. CDE 2. ACDE 3. ABDE 4. ABCD 5. BC 6. BCDE 7. BD 8. ABCD 9. ABDE

10. ABCD 11. BCD 12. ABE 13. ABC 14. BDE 15. ACD 16. ABCDE 17. BCDE

（三）填空题

1. 胶原纤维　弹性纤维　网状纤维

2. 成纤维细胞　巨噬细胞　浆细胞　肥大细胞

3. 趋化性定向运动　吞噬作用　分泌作用　参与和调节免疫应答

4. 纤维　透明软骨　纤维软骨　弹性软骨

5. 内环骨板　外环骨板　哈弗斯系统　间骨板

6. 穿通管　中央管

7. 有粒白　无粒白　中性粒　嗜酸性粒　嗜碱性　单核细胞　淋巴细胞

8. （4.0~10）　（50~70）　（0.5~3）　（0~1）　（3~8）　（25~30）

9. 溶血　血影

（四）名词解释

1. 趋化性：在趋化因子的刺激下，机体内某些细胞可向一定区域缓慢移动的特性。

2. 组织液：是细胞外基质中流动的液体，从毛细血管动脉端渗出，在与细胞进行物质交换后，大部分经毛细血管静脉端返回血液，小部分进入毛细淋巴管成为淋巴，最后也回流入血。组织液不断更新，有利于血液与组织中的细胞进行物质交换，成为细胞赖以生存的体液环境。

3. 同源细胞群：位于软骨中部的软骨细胞成群分布，由2~8个软骨细胞聚集在一起，由同一个幼稚的软骨细胞分裂增殖形成。越靠近软骨中部，同源细胞群的细胞数量越多。

4. 哈弗斯系统：是密质骨的主要结构，又称骨单位。长圆筒状，由中央管和呈同心圆排列的多层哈弗斯骨板组成。中央管含有结缔组织、血管和神经等。

5. 血象：血细胞形态、数量、百分比和血红蛋白的测定称为血象。

6. 血清：在体外，血液静置后，溶解状态的纤维蛋白原转变为不溶解的纤维蛋白，将细胞成分及大分子血浆蛋白包裹起来，形成血凝块，并析出淡黄色液体，称血清。

（五）简答题

1. 成纤维细胞是疏松结缔组织的主要细胞。光镜下，细胞扁平，呈星形多突起，核较大，扁卵圆形，着色浅，核仁明显。胞质较丰富，弱嗜碱性。功能：合成三种纤维及糖胺多糖和糖蛋白（C）。

2. 长骨骨干主要由密质骨构成，内侧有少量松质骨形成的骨小梁。密质骨主要由排列规律的构成骨板。在骨干的内外表面形成环骨板，外表面的称外环骨板，内表面的称内环骨板。在中层形成哈弗斯系统和间骨板。哈弗斯系统又称骨单位，是长骨中起支持作用的主要结构。位于内、外环骨板之间，数量多，由4~20层同心圆排列的哈弗斯骨板组成。其中轴有一纵行小管称中央管。间骨板为骨单位之间的不规则骨板。骨干中有横向穿行的管道，称穿通管。

3. 成熟红细胞呈双凹圆盘状，直径 7.5μm。无细胞核，无细胞器。胞质内充满血红蛋白，血红蛋白有结合与运输 O_2 和 CO_2 的功能。红细胞具有形态的可变性，当它们通过小于自身直径的毛细血管时，可改变形状。红细胞膜上有一种镶嵌蛋白质，即血型抗原 A 和（或）血型抗原 B，构成人类的 ABO 血型抗原系统，决定个体的血型。

4. 单核细胞约占白细胞总数的 3%~8%，体积最大，直径 14~20μm。核呈肾形、马蹄铁形或扭曲折叠的不规则形，着色浅。胞质丰富，因弱嗜碱性而呈灰蓝色。内含许多细小的嗜大青颗粒，即溶酶体。在血液中停留 12~48 小时，然后进入结缔组织或其他组织，分化为巨噬细胞等具有吞噬功能的细胞。

肌组织

（一）单选题

1. A　2. D　3. A　4. D　5. C　6. C　7. C　8. B　9. B

（二）多选题

1. ABCDE　2. CDE　3. AE

（三）填空题

1. 骨骼肌　平滑肌　心肌　2. 明带（Ⅰ带）暗带（A带）

3. 1/2　Ⅰ 1A　1/2 Ⅰ　4. 闰盘

（四）名词解释

1. 肌节——是指相邻的两条 Z 线之间的一段肌原纤维，包括 1/2 Ⅰ带 +A 带 +1/2 Ⅰ带，是横纹肌纤维收缩的结构与功能单位。

2. 横小管——简称 T 小管，是骨骼肌和心肌纤维的肌膜向肌浆内凹陷形成的小管网，环绕在每条肌原纤维的表面。横小管可将肌膜的兴奋迅速传到每个肌节。

3. 闰盘——是心肌纤维相互连接的部位，为心肌特有的结构。光镜下为深染的粗线，与肌纤维长轴垂直或呈阶梯状。

（五）简答题

	骨骼肌	心肌
形态	长圆柱形	短柱状、有分枝吻合
细胞核	扁椭圆形，多个，位于肌膜下或周边	卵圆形，1~2 个，居中
横纹	有，明显	有，相对不明显
闰盘	无	有

神经组织

（一）单选题

1. C　2. A　3. D　4. C　5. D　6. E　7. D　8. C　9. D　10. D　11. C　12. B　13. A

（二）多选题

1．ABC　2．BCDE　3．ABDE　4．ABCE　5．ACE　6．ABE

（三）填空题

1．神经细胞　神经胶质细胞　神经元　结构和功能单位

2．胞体　树突　轴突　胞体

3．神经元与神经元　神经元与效应细胞　化学突触　电突触　化学突触

4．胞体　突起　树突　轴突

5．无髓神经纤维　有髓神经纤维　少突胶质细胞　施万细胞

（四）名词解释

1．尼氏体：是神经元胞质内的强嗜碱性斑块或颗粒状结构，具有活跃的合成蛋白质功能，在HE染色组织切片中呈紫蓝色。尼氏体分布于胞体和树突内，轴突内无尼氏体。

2．突触：是神经元传递信息的重要结构。它是神经元与神经元之间，或神经元与非神经元之间一种特化的细胞连接。通过它实现细胞与细胞之间的信息传递。

三、循环系统

（一）单选题

1．C　2．B　3．B　4．B　5．C　6．A　7．C　8．A　9．E　10．B　11．E　12．C　13．D

（二）多选题

1．ABDE　2．ACDE　3．BC　4．BC　5．CDE

（三）填空题

1．连续毛细血管　有孔毛细血管　血窦

2．内皮　基膜

3．周围组织　物质交换

4．大动脉　中动脉　小动脉　微动脉　中动脉　中动脉　小动脉　大动脉

（四）名词解释

1．心传导系统是由特殊的心肌纤维组成，包括窦房结、房室结、房室束及其左、右分支和浦肯野纤维。功能是产生并传导冲动到整个心脏，使心房和心室能按一定节律协同收缩。

2．心瓣膜是心内膜向心腔形成的突起，表面被覆内皮，中间为致密结缔组织。其功能是阻止血液反流。

（五）简答题

在光镜下，中动脉和中静脉区别明显。中动脉管腔小而圆，管壁厚，三层分界明显。在内膜与中膜交界处有明显的内弹性膜。中膜较厚，主要由10~40层环行平滑肌组成。

外膜厚度与中膜相近，中膜与外膜交界处有明显的外弹性膜。中静脉管腔大，形状不规则，管壁薄，弹性差，三层膜分界不明显。内膜薄，无明显的内弹性膜，中膜环行平滑肌稀疏，外膜最厚，可有少量纵行平滑肌纤维束。

四、免疫系统

（一）单选题

1. C　2. E　3. B　4. A　5. B　6. B　7. A　8. D　9. C　10. D　11. D

（二）多选题

1. ABCE　2. CDE　3. ABCDE　4. ABCE　5. ABDE　6. ABCE

（三）填空题

1. 网状细胞　网状纤维　淋巴细胞　弥散淋巴组织　淋巴小结
2. 胸腺　细胞　骨髓　浆细胞　体液
3. 皮质　髓质　胸腺小体
4. 皮质　髓质　浅层皮质　副皮质区　皮质淋巴窦　髓索　髓窦
5. 白髓　红髓　边缘区
6. 浅层质区　副皮质区
7. 动脉周围淋巴鞘　脾小体　脾血窦　脾索

（四）名词解释

1. 淋巴组织：是以网状组织为支架，网眼中充满大量淋巴细胞及其他免疫细胞所构成的组织。
2. 淋巴小结：又称淋巴滤泡，为一球形小体，有较明确的界限，含大量 B 细胞和一定量的 Th 细胞、滤泡树突、尖细胞、巨噬细胞等。受抗原刺激后增大，并产生生发中心。

（五）简答题

细菌（抗原）从输入淋巴管进入被膜下窦和小梁周窦，窦内的巨噬细胞可以吞噬和清除抗原，部分细菌（抗原）渗入到皮质淋巴组织，被巨噬细胞和交错突细胞捕获处理后，提呈给具有相应抗原受体的初始 T 细胞或记忆性 T 细胞，后者于副皮质区增殖，副皮质区明显扩大，效应 T 细胞输出增多，引发细胞免疫，B 细胞接触抗原后，在 Th 细胞的辅助下于浅层皮质增殖分化，该部位淋巴小结增多增大，生发中心明显，分为暗区和明区。髓索增粗，浆细胞增多，输出淋巴管内含的抗体量明显上升。

五、皮肤

（一）单选题

1. C　2. A　3. B　4. C　5. C　6. D　7. E　8. A　9. C

（二）填空题

1. 角质形成细胞　非角质形成细胞　黑素细胞　郎格汉斯细胞　梅克尔细胞

2. 乳头层　网织层

3. 毛　皮脂腺　汗腺　指甲

（三）名词解释

真皮：是指表皮下方的致密结缔组织，由乳头层和网状层构成。

（四）简答题

由基底到表面可分为：基底层、棘层、颗粒层、透明层、角质层。

六、消化系统

消化管

（一）单选题

1. B　2. C　3. D　4. B　5. A　6. E　7. C　8. A　9. B　10. C　11. A　12. E　13. B　14. E　15. C　16. C　17. D　18. D　19. D　20. D

（二）多选题

1. AC　2. AC　3. ABC　4. ABCD　5. ABD

（三）填空题

1. 黏膜　黏膜下层　肌层　外膜

2. 上皮　固有层　黏膜肌层

3. 盐酸　内因子

4. 皱襞　肠绒毛　微绒毛

5. 上皮　固有层

6. 肠上皮　固有层

7. 上皮　固有层　黏膜肌层　黏膜层

（四）名词解释

1. 小肠绒毛：由小肠黏膜层的上皮和固有层一起向肠腔内突起所形成的指状结构，可扩大小肠的吸收表面积。

2. 中央乳糜管：小肠绒毛中轴的固有层结缔组织内有 1~2 条毛细淋巴管，吸收细胞释出的乳糜微粒入中央乳糜管后输出。

（五）简答题

小肠内表面有三种扩大表面积的结构，即皱襞、绒毛和微绒毛，可极大地扩大吸收表面。微绒毛表面还有糖衣，其内含有大量多种参与消化的酶物质。吸收细胞内有丰富的滑面内质网，含多种酶类，可合成甘油三酯，与高尔基复合体协作可形成乳糜微粒，吸收细胞顶部相邻外有紧密连接，可阻止肠内物质由细胞间隙进入组织，保证选择性吸收的进行。

消化腺

（一）单选题

1. A 2. D 3. B 4. B 5. B 6. D 7. C 8. B 9. C 10. C 11. D 12. A 13. D 14. B

（二）多选题

1. ABCDE 2. BD 3. ACD

（三）填空题

1. 内分泌部 外分泌部

2. 中央静脉 肝索 肝血窦 中央静脉

3. 小叶间静脉 小叶间动脉 小叶间胆管

（四）名词解释

1. 肝小叶：是肝的基本结构单位，呈多角棱柱体。其中央有一条沿其长轴走行的中央静脉，肝细胞和肝血窦以中央静脉为中心大致呈放射状排列。

2. 肝门管区：位于相邻几个肝小叶之间，主要由结缔组织构成，内含小叶间动脉、小叶间静脉和小叶间胆管。

（五）简答题

1. 光镜下肝小叶呈多边形，中央有中央静脉，肝细胞单行排列成条索状，以中央静脉为中心呈放射状分布，肝索之间为肝血窦，血窦在肝索相互连接成网状，并开口于中央静脉管壁。相邻肝细胞局部胞膜凹陷并对合形成胆小管，胆小管相互连接在肝小叶的肝板内形成网络状管道。

2. 胆汁合成：由肝细胞内的滑面内质网合成，经高尔基复合体加工形成胆汁，在小管面排出胆汁。

   途径：肝细胞分泌胆汁→胆小管→赫令管（闰管）→小叶间胆管→左右肝管→肝总管

七、呼吸系统

（一）单选题

1. C 2. A 3. B 4. D 5. B 6. C 7. E 8. D 9. B 10. D 11. A 12. D

（二）多选题

1. BC 2. BCE 3. BCD 4. ABCDE 5. ABCE

（三）填空题

1. Ⅰ型肺泡细胞 Ⅱ型肺泡细胞 Ⅰ型肺泡细胞 气体交换

2. 呼吸性细支气管　肺泡管　肺泡囊　肺泡

3. 单核细胞　吞噬功能　尘细胞

4. Ⅱ型肺泡；肺泡

（四）名词解释

1. 肺小叶：每条细支气管及其各级分支和所属的肺泡共同构成的结构。是肺的基本结构与功能单位。

2. 血－气屏障：肺泡与血液间进行气体交换所必须通过的结构，包括肺泡表面液体层、Ⅰ型肺泡上皮细胞及其基膜、薄层结缔组织和连续型毛细血管基膜与内皮。

（五）简答题

1. 肺泡：①肺泡数量很多，肺泡壁由肺泡上皮（单层扁平上皮）和基膜组成，很薄，有利于气体交换。②肺泡上皮有两种类型：Ⅰ型肺泡细胞，数量多，宽而扁薄，气体容易通过。胞质内吞饮小泡多，以吞饮方式吸入空气中的小尘粒并转运到间质，有净化空气的作用。

Ⅱ型肺泡细胞，圆形或立方形，嵌入Ⅰ型肺泡细胞之间。胞质呈泡沫状，粗面内质网、高尔基复合体发达，有许多分泌颗粒，颗粒内含板层小体，分泌后在肺泡上皮表面铺展成薄膜，即表面活性物质，表面活性物质有降低肺泡表面张力，稳定肺泡直径的作用。

2. 肺泡隔：是相邻两个肺泡之间的薄层结缔组织。内有丰富的毛细血管网，紧贴肺泡上皮，有利于气体交换；含弹性纤维较多，使肺泡具弹性，有助于吸气后肺泡回缩；肺巨噬细胞较多，能吞噬肺泡中的尘粒，有净化空气的作用。

八、泌尿系统

（一）单选题

1. A　2. E　3. A　4. E　5. E　6. A　7. E　8. B　9. E　10. B　11. D

（二）多选题

1. ABC　2. ABCE　3. ABD　4. ABC　5. ABC　6. ACD

（三）填空题

1. 皮质　髓质

2. 肾小管　集合管系

3. 肾小体　肾小管

4. 血管球　肾小囊　血管极　尿极

5. 单层扁平上皮　足细胞

（四）名词解释

1. 肾单位：是肾的结构和功能单位，由肾小体和肾小管组成。

2. 滤过屏障：血浆从血管球毛细血管渗入肾小囊内形成原尿，必须通过毛细血管内皮、基膜和足细胞裂孔膜，这三层结构组成滤过屏障，能限制一定大小物质通过。

（五）简答题

近曲小管：管腔小，形态不规则。管壁厚，上皮细胞为立方形或锥体形，胞体较大，细胞分界不清，胞质嗜酸性，胞核呈球形，位于近基部，上皮细胞腔面有紧密排列的刷状缘，细胞基部有纵纹。

远曲小管：管径比近端小管细，管腔相对较大而规则，管壁薄，上皮细胞呈立方形，细胞体积较近端小管的小，着色浅，细胞分界较清楚，核圆形，近腔侧，游离面无刷状缘，基部纵纹较明显。

九、内分泌系统

（一）单选题

1. A　2. E　3. E　4. E　5. B　6. A　7. D　8. C

（二）多选题

1. BCD　2. BD　3. ABCDE　4. AC　5. ABCD

（三）填空题

1. 激素
2. 靶器官　靶细胞
3. 球状带　束状带　网状带
4. 腺垂体　神经垂体

（四）名词解释

激素：内分泌细胞的分泌物称为激素。

（五）简答题

1. 结构：甲状腺滤泡是由单层立方滤泡上皮细胞围成，滤泡腔内充满着嗜酸性的胶状物质。在功能状态不同时，滤泡上皮细胞可转变为低柱状或扁平形。在滤泡上细胞间分布着少量滤泡旁细胞，该细胞顶部覆盖着滤泡上皮细胞。功能：分泌甲状腺激素及降钙素。

2. 肾上腺皮质由外向内依次分为三带，即球状带、束状带、网状带。
   球状带：较薄，细胞排列成球团状，细胞较小，核小色深，胞质少，脂滴少。分泌盐皮质激素
   束状带：最厚，细胞排列成条索状，细胞较大，多边形，含大量脂滴，核大而圆，着色浅。分泌糖皮质激素。
   网状带：薄，细胞排成索状，并吻合成网，细胞较小，脂滴较少，胞质略嗜酸性。分泌雄激素及少量雌激素和糖皮质激素。

十、生殖系统

男性生殖系统

（一）单选题

1．B　2．C　3．E　4．C　5．D　6．B

（二）多选题

1．ABC　2．DE　3．ABCD　4．BCDE

（三）填空题

1．生精上皮　生精细胞　支持细胞

2．精原细胞　初级精母细胞　次级精母细胞　精子细胞　精子

3．A　B　A型精原细胞　B型精原细胞

4．46，XY　23，X或23，Y

5．第二次减数分裂　精子细胞

6．细胞核　顶体

（四）名词解释

血－生精小管屏障：存在生精小管与血液之间，由毛细血管内皮及基膜、结缔组织、生精上皮基膜和支持细胞紧密连接组成。可阻止间质内大分子物质进入管腔，保持生精小管内微环境的稳定。

（五）简答题

精子发生是由精原细胞不断增殖分化形成精子细胞及精子的过程。精子的发生过程：精原细胞（46，XY；2n）→初级精母细胞（第一次减数分裂）（46，XY；4n）→次级精母细胞（第二次减数分裂）（23，X/Y；2n）→精子细胞（精子形成）（23，X/Y；1n）→精子（23，X/Y；1n）

女性生殖系统

（一）单选题

1．C　2．D　3．A　4．C　5．D　6．A　7．E　8．D　9．D

（二）多选题

1．ABCDE　2．ABCDE　3．CD　4．BCDE　5．BCE　6．ABCE　7．ABCDE

（三）填空题

1．原始卵泡　初级卵泡　次级卵泡　成熟卵泡

2．皮质浅层　初级卵母细胞　扁平　卵泡细胞

3．第一次减数分裂前期　排卵前

4．初级卵母细胞　卵泡细胞

5．功能层　基底层　功能层　月经

6．月经期　增生期　卵泡期　分泌期　黄体期

（四）名词解释

1. 排卵：成熟卵泡破裂后，次级卵母细胞及其外周的透明带和放射冠随卵泡液一起从卵巢排出的过程。

2. 黄体：排卵后，卵泡壁塌陷形成皱褶，卵泡膜也随之伸入其内，二者在黄体生成素的作用下，增大并分化为暂时性的内分泌细胞团，新鲜时呈黄色，称黄体。

3. 月经周期：青春期后，在卵巢激素周期性的作用下，子宫内膜功能层每28天左右出现坏死、剥脱、出血、修复、增生的过程。

（五）简答题

1. 子宫内膜在增生晚期的基础上继续增厚，子宫腺内充满分泌物，螺旋动脉增大，更加弯曲，固有层基质细胞增生，组织水肿。

2. 排卵为成熟卵泡破裂，卵母细胞自卵巢排出的过程。排卵时，卵丘与卵泡壁分离，卵泡膜外层的平滑肌收缩，卵泡小斑破裂，卵母细胞及外周的透明带，放射冠细胞随卵泡液从卵巢排出，经腹膜腔进入输卵管。

十一、眼和耳

单选题

1. B　2. C　3. A　4. D　5. D　6. C　7. B　8. B　9. E　10. D

十二、人体胚胎学总论

（一）单选题

1. C　2. A　3. C　4. B　5. C　6. A　7. B　8. C　9. D　10. B　11. D　12. E

（二）填空题

1. 266

2. 胚前　胚　胎

3. 输卵管壶腹部

4. 子宫体前　后壁和子宫底部

5. 输卵管峡部

6. 蜕膜　基蜕膜（底蜕膜）　包蜕膜　壁蜕膜

7. 丛密绒毛膜　基蜕膜（底蜕膜）

8. 合体滋养层　细胞滋养层和基膜　薄层绒毛结缔组织　毛细血管内皮和基膜

9. 绒毛膜促性腺激素　胎盘催乳素　孕激素和雌激素

（三）名词解释

1. 获能：精子在女性生殖管道运行中，抑制精子释放顶体酶的因子作用被解除，从而使精子能释放顶体酶，溶解放射冠和透明带，获得受精能力的过程称之。

2. 受精：获能后的成熟精子与卵细胞结合形成受精卵的过程。

3. 卵裂：受精卵由输卵管向子宫腔运行的过程中，不断地进行有丝分裂的过程。

4. 胚盘：第二周末，羊膜腔底部的外胚层和卵黄囊顶部的内胚层紧密相贴，形如圆盘称胚盘。

5. 植入：胚泡逐渐埋入到子宫内膜的过程。

6. 蜕膜：胚泡埋入后的子宫内膜改称为蜕膜。

（四）简答题

1. 受精指精子与卵子形成受精卵的过程，一般发生在输卵管壶腹部。

其过程分为三期：①大量获能精子接触到卵子的放射冠，释放顶体酶解离放射冠的卵泡细胞，从而部分精子直接与透明带接触。②接触到透明带的精子与ZP3（精子受体）结合，释放顶体酶在透明带中形成一条孔道，精子头部接触到卵子。③精子头侧面的细胞膜与卵子细胞膜融合，随即精子的细胞核及细胞质进入卵子内，精子与卵子的细胞膜融为一体。

精卵结合后，发生透明带反应，保证了单卵受精。

2. 受精意义：①受精使卵子的缓慢代谢转入代谢旺盛，启动细胞不断分裂。②恢复了细胞的二倍体核型，遗传物质随机结合，染色体联合和片断交换，新个体具有与亲代不完全相同的遗传性状。③决定了新个体的性别。

3. 胚泡植入基本条件：①子宫内膜处于分泌期；②透明带消失；③胚泡形成并适时进入子宫腔。

4. 胎盘的血液循环：母体动脉血从子宫动脉经子宫螺旋动脉至绒毛间隙，通过胎盘屏障至绒毛的毛细血管，到胎盘静脉进入脐静脉。有如下特点：

①胎盘内有母体和胎儿两套血液循环系统。

②胎盘屏障将母血与胎血分隔，互不相通。

③母血含营养物质丰富，流速快，流量大，有利于物质充分交换。

5. ①组成：胎盘是由胎儿的丛密绒毛膜与母体的基蜕膜共同构成，呈圆盘形。

②结构：胎儿面光滑覆盖羊膜，下方为绒毛膜结缔组织，脐血管分支行于其中，绒毛膜发出 40~60 根绒毛干，其分支出许多绒毛，绒毛结缔组织中含脐血管反复分支形成的毛细血管；母体面粗糙，为基蜕膜，细胞滋养层壳覆盖，并有绒毛干末端固着，绒毛间隙充满母血；胎血与母血之间互不相混，进行物质交换时，必须通过合体滋养层、细胞滋养层、基膜、薄层绒毛结缔组织及毛细血管内皮和基膜构成的胎盘屏障。

③功能：物质交换：胎儿从母血获得营养和 O_2，排出代谢产物和 CO_2。防御功能：胎盘屏障有选择性的通透作用，多数细菌，其他致病微生物不能通过。内分泌功能：胎盘的合滋养层，第 2 周开始分泌人绒毛膜促性腺激素，第 2 个月开始分泌人胎盘催乳素，第 4 个月开始分泌孕激素、雌激素，对维持妊娠起重要作用。

十三、颜面、四肢的发生与消化、呼吸系统的发生

（一）单选题

1. B　2. A　3. C　4. D　5. E　6. C　7. B　8. A　9. C　10. C　11. D　12. D　13. A

（二）填空题

1. 额鼻隆起　上颌隆起　下颌隆起　口咽膜

2. 正中腭突　外侧腭突　左外侧腭突　右外侧腭突

3. 鼻窝　内侧鼻隆起　外侧鼻隆起　人中　上唇正中部　鼻外侧壁　鼻翼

4. 前肠　中肠　后肠　口凹　口咽膜　肛凹　泄殖腔膜

5. 十二指肠中段　横结肠右 2/3 部　横结肠的左 1/3　肛管上段

6. 6 周　第 10 周　肠系膜上动脉　逆时针

7. 尿直肠隔　尿生殖窦　膀胱　尿道　原始直肠　直肠　肛管上段

8. 肝细胞　甲胎蛋白　肝癌

9. 背胰芽　腹胰芽　前肠末端

十四、泌尿系统和生殖系统的发生

（一）单选题

1. A　2. C　3. E　4. D　5. B　6. E　7. C　8. B　9. A　10. E　11. D　12. C　13. B
14. C　15. A　16. E　17. B　18. D

（二）填空题

1. 生肾索　尿生殖嵴　生殖腺嵴　中肾嵴

2. 输尿管芽　生后肾原基

3. 集合小管　远端小管　尿液　肾小管

4. 后腹壁上方　中胚层　引带　阴唇阴囊隆起

5. 腹股沟管　腹膜　脑膜鞘突

6. 中肾管　中肾旁管　中肾管　中肾旁管　中肾旁管

7. 处女膜　阴道板　窦结节

十五、心血管系统的发生

单选题

1. D　2. A　3. E　4. D　5. E　6. B　7. A　8. C　9. B　10. D　11. E　12. A　13. B

参考文献

［1］邹仲之.组织学和胚胎学.8版.北京：人民卫生出版社，2013

［2］高英茂，宋天保.组织学和胚胎学.北京：人民卫生出版社，2010

［3］成令忠，钟翠平，蔡文琴.现代组织学.上海：上海科学技术文献出版社，2003

［4］唐军民，张雷.组织学和胚胎学.北京：北京大学医学出版社，2013

［5］陈志伟，梁军，王景霞.组织学与胚胎学.北京：北京大学医学出版社，2010

反侵权盗版声明

电子工业出版社依法对本作品享有专有出版权。任何未经权利人书面许可，复制、销售或通过信息网络传播本作品的行为，歪曲、篡改、剽窃本作品的行为，均违反《中华人民共和国著作权法》，其行为人应承担相应的民事责任和行政责任，构成犯罪的，将被依法追究刑事责任。

为了维护市场秩序，保护权利人的合法权益，我社将依法查处和打击侵权盗版的单位和个人。欢迎社会各界人士积极举报侵权盗版行为，本社将奖励举报有功人员，并保证举报人的信息不被泄露。

举报电话：（010）88254396；（010）88258888

传　　真：（010）88254397

E-mail：dbqq@phei.com.cn

通信地址：北京市万寿路 173 信箱

　　　　　电子工业出版社总编办公室

邮　　编：100036